Dr. med. Anke Joas

Blutwerte

Gesundheitscheck: Welche Werte sind wichtig?

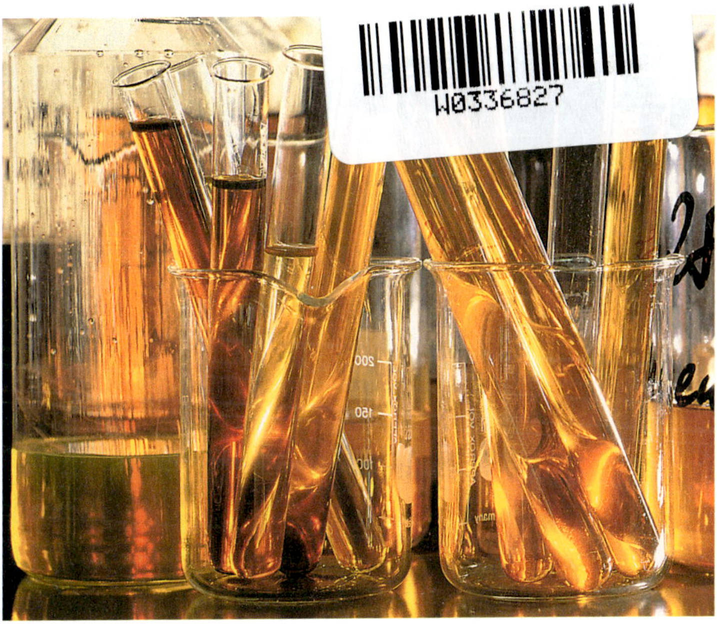

BELLAVISTA

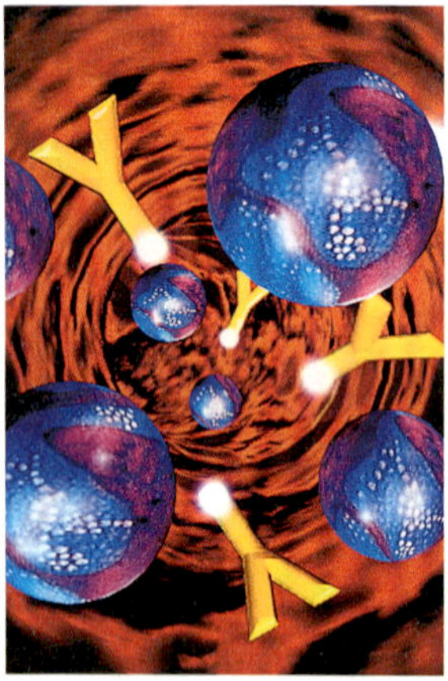

Körpereigene Verteidigung: Die y-förmigen Antikörper sind auf der Jagd nach Krankheitserregern.

Inhalt

Ein kleiner Stich, eine kleine Menge Blut – und eine ganze Menge Aufschluss über das, was im Körper vor sich geht.

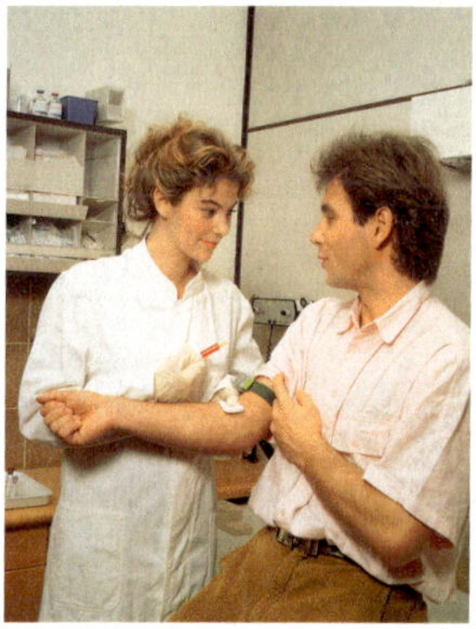

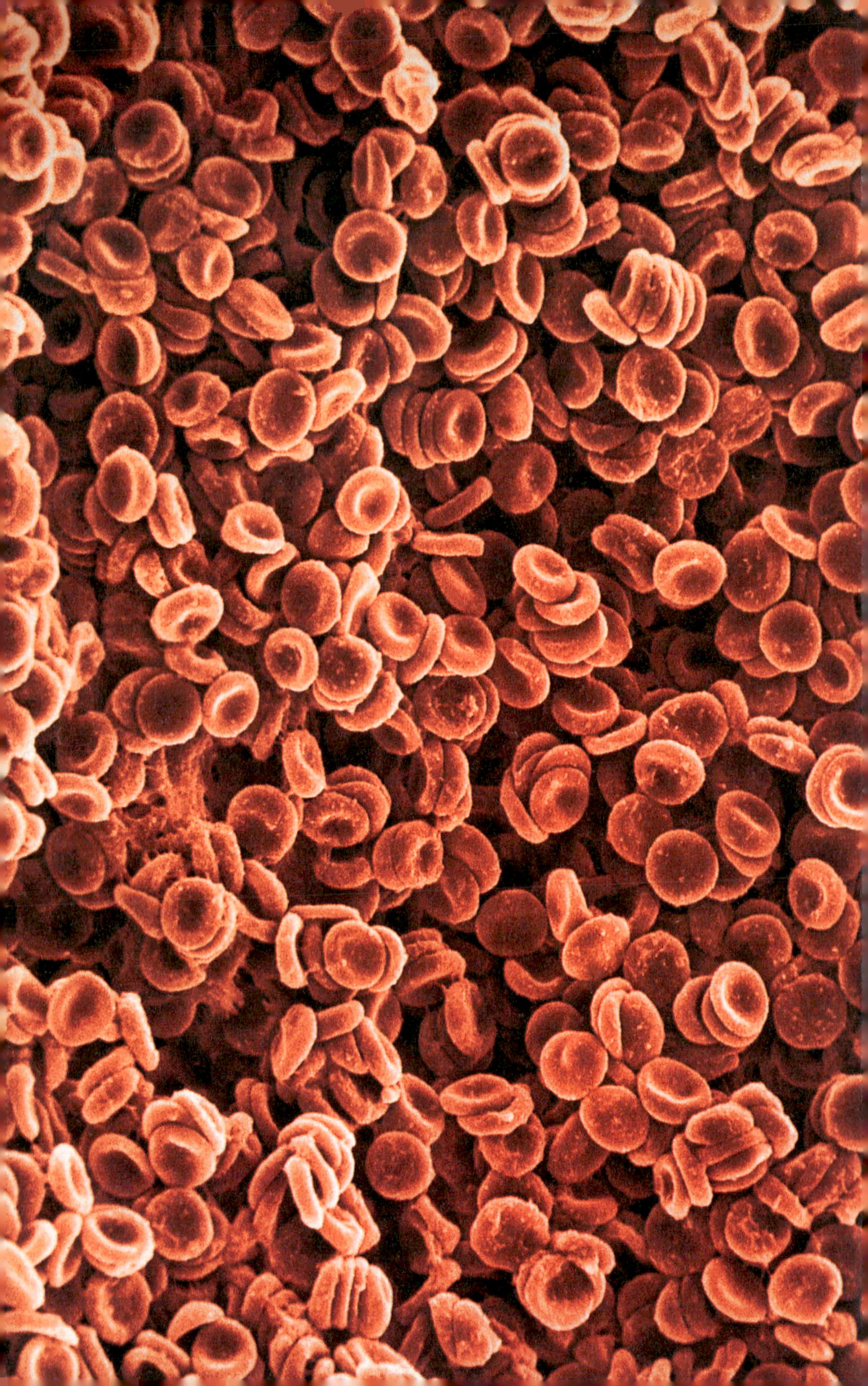

Unser Blut

Blutentnahme und Laboruntersuchungen des Bluts sind heutzutage ein unverzichtbarer Bestandteil der modernen Diagnostik. Während die Befunde dem Mediziner oft die entscheidenden Hinweise für sein therapeutisches Vorgehen liefern, stehen die betroffenen Patienten jedoch vielfach ratlos vor einer Sammlung nichts sagender Zahlen. Sie können aber auch als Laie Ihre Blutwerte und deren Bedeutung verstehen lernen und dadurch mehr Verantwortung für Ihre Gesundheit übernehmen. In diesem Kapitel erhalten Sie einen allgemeinen Überblick über die Aufgaben und die Zusammensetzung des Bluts sowie über die Bedeutung von so genannten Normalwerten.

Das Blut ist eine Art Spiegelbild für die Vorgänge in unserem Körper und liefert dem Arzt dadurch zahlreiche Informationen, die durch eine körperliche Untersuchung nicht oder nur sehr viel schwerer zu bekommen sind.

Aufgaben des Bluts

Das Blut fließt in einem ständigen Kreislauf bis in die kleinsten Gefäße und verbindet so alle Organe und Zellen des Körpers miteinander. Auf diese Weise ist es ein ideales Medium für den Informations- und Stoffaustausch zwischen den einzelnen Organen und Körperteilen. Das Blut erfüllt deshalb im Körper vielfältige Aufgaben wie Energie- und Sauerstoffversorgung, Entgiftung und Signalübermittlung. Über seine Verteil- und Kommunikationsfunktion hinaus ist das Blut zuständig für die Immunabwehr und die Blutgerinnung.

Über die Lunge erledigt das Blut den wichtigen Gasaustausch zwischen Sauerstoff und Kohlendioxid, das in den Zellen als Abfallprodukt entsteht. Andere Abfallprodukte werden durch das Blut zu Nieren und Darm transportiert und dort ausgeschieden. Die Leber, im

Die roten Blutkörperchen – hier 320fach vergrößert – enthalten als Hauptbestandteil den Blutfarbstoff Hämoglobin.

rechten Oberbauch gelegen, ist die große Chemiefabrik unseres Körpers, die die Inhaltsstoffe des ankommenden Bluts filtriert, speichert und umbaut, damit der Körper mit Energie und Baustoffen versorgt ist und schädliche Substanzen entgiftet werden. Verschiedene Hormondrüsen wie beispielsweise die Schilddrüse, Nebennieren, Geschlechtsorgane und Hirnanhangsdrüse schütten ihre Botenstoffe ins Blut aus, damit die erwünschten Effekte auftreten. Das Herz ist die Pumpe, die den Blutkreislauf ohne Unterbrechung in Gang hält.

Die Krankenkassen bezahlen ihren Patienten ab dem 35. Lebensjahr alle zwei Jahre einen Gesundheits-Check-up, bei dem durch eine Untersuchung und die Bestimmung wichtiger Blutwerte vor allem ernährungsbedingte Erkrankungen wie Diabetes, Gicht, Bluthochdruck, Nieren- und Leberleiden und Arteriosklerose frühzeitig erkannt werden können.

Störungen

Es ist leicht vorstellbar, dass Veränderungen und Funktionsstörungen in einzelnen Organen die Zusammensetzung einzelner Blutbestandteile verändern müssen und dass eine anhaltende Überschwemmung des Bluts mit bestimmten Substanzen, genauso wie ein beständiger Mangel benötigter Stoffe, zu einer Schädigung einzelner oder sogar aller Organe führen kann.

Zusammensetzung des Bluts

Im Körper eines Erwachsenen zirkulieren etwa fünf Liter Blut, das sich im Normalfall etwa zur Hälfte aus Zellen und zur Hälfte aus Flüssigkeit zusammensetzt.
Zu den Blutzellen gehören die roten Blutkörperchen, die so genannten Erythrozyten, die weißen Blutkörperchen, die man als Leukozyten bezeichnet, und die Blutplättchen, die im medizinischen Sprachgebrauch Thrombozyten genannt werden. Die Blutflüssigkeit dient vor allem als Lösungsmittel für die zahllosen transportierten Substanzen und ist außerdem zuständig für den Gasaustausch. Es bringt eingeatmeten Sauerstoff in alle Gewebe und holt dort Kohlendioxid ab.

Erythrozyten

Die kernlosen Erythrozyten, die im Knochenmark aus so genannten Stammzellen gebildet werden, sind die kleinsten, aber mit Abstand häufigsten Zellen im Blut. Sie enthalten den roten Blutfarbstoff Hämoglobin, mit dessen Hilfe Sauerstoff in die Zellen transportiert und das im Stoffwechsel anfallende Kohlendioxid an die Lunge abgegeben wird. Die roten Blutkörperchen dienen also der Sauerstoffversorgung des Organismus.

Im Blut befinden sich bis zu 1000-mal so viele Erythrozyten wie Leukozyten. Leukozyten sind dafür etwa doppelt so groß und enthalten einen zum Teil sehr vielfältig geformten Zellkern.

Leukozyten

Die Leukozyten, die ebenfalls aus Stammzellen im Knochenmark gebildet werden, sind die Abwehrzellen unseres Körpers (siehe auch Seite 89ff.), die Fremdkörper und Krankheitserreger unschädlich machen. Die Leukozyten werden aufgrund ihrer Unterschiede in Aussehen und Aufgaben noch einmal in Körnchenzellen (Granulozyten), Monozyten oder Makrophagen und Lymphozyten unterteilt.

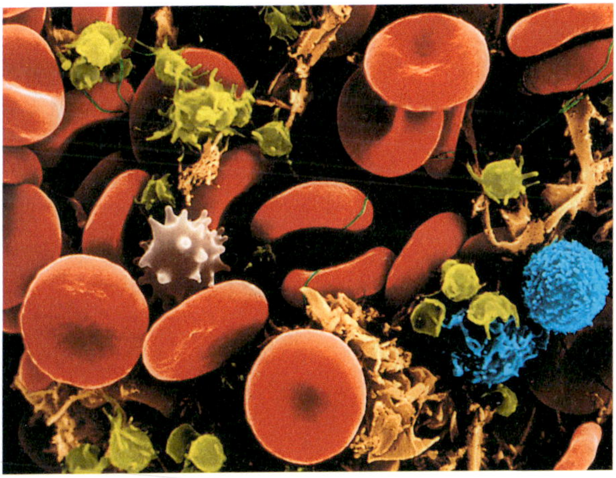

Mikroskopaufnahme roter Blutkörperchen, T-Lymphozyten, Blutplättchen und Fibrinfäden.

Die **Granulozyten,** von denen es, benannt nach ihrer Anfärbbarkeit im Blutausstrich, neutrophile, basophile und eosinophile gibt, bilden sozusagen die Schnelleinsatztruppe. Durch Bakterien, Pilze, Schmutz oder Zelltrümmer werden sie schnell und in großer Zahl angelockt. Sie verlassen die Blutgefäße, wandern zu den Krankheitserregern oder Zelltrümmern, umschließen und verdauen diese. Auch auf den Schleimhäuten sind die Granulozyten aktiv. Ihre Lebensdauer ist jedoch sehr kurz.

Granulozyten und Makrophagen üben ihre Funktion vor allem im Gewebe aus. Sie sind zu diesem Zweck beweglich und wandern richtiggehend zu einem Infektions- oder Entzündungsherd.

Makrophagen und **Monozyten,** große Fresszellen, setzen die Arbeit der Granulozyten fort. Auch sie können Fremdstoffe verdauen und aktivieren außerdem andere Abwehrzellen. Als Monozyten bezeichnet man hierbei die Zellen, die man im Blutbild findet, während Makrophagen oder Histiozyten nichts anderes sind als ins Gewebe ausgewanderte Monozyten.

Die **Lymphozyten** teilt man in B- und T- Lymphozyten. Sie bilden das spezifische Abwehrsystem und wirken vor allem gegen Viren. Anders als bei den übrigen Leukozyten erfolgt ihre Vermehrung nicht im Knochenmark, sondern in den Lymphknoten, der Milz und der Thymusdrüse.

Während die T-Zellen in erster Linie die anderen Immunzellen aktivieren und ihnen die Arbeit erleichtern, bilden die B-Zellen beim Kontakt mit Erregern Antikörper, die den Körper zum Teil lebenslang vor einer neuen Infektion dieses Typs schützen (siehe Seite 90).

Thrombozyten

Die Thrombozyten, die wieder im Knochenmark gebildet werden, sind verantwortlich für den Verschluss von Wunden und regeln mit zahlreichen anderen Stoffen aus Blut und Gewebe die Blutgerinnung (siehe Seite 20ff.).

Blutplasma

Den flüssigen Anteil des Bluts nennt man Blutplasma. Das Plasma enthält die zahllosen im Körper kreisenden Substanzen, wie die Energielieferanten (Eiweiß, Fett und Zucker), Vitamine, Mineralstoffe, Abbau- und Abfallprodukte wie Harnstoff und Harnsäure, Gerinnungsfaktoren und Antikörper. Seine Aufgabe ist der Transport und Austausch gelöster Substanzen.

Welche Werte als normal und ungefährlich gelten ist nicht immer unumstritten und ändert sich manchmal in Folge neuer Forschungsergebnisse. Ein Beispiel dafür sind die Blutdruck- und Blutfettwerte, bei denen heftig über die Grenzwerte diskutiert wird, bei denen eine Therapie einsetzen muss.

Normalwerte

Die Vielzahl an Substanzen im Blut und die unterschiedlichen Bedürfnisse der einzelnen Zellen und Organe führen dazu, dass sich die Zusammensetzung des Bluts in einem dauernd anpassungsfähigen Balancezustand befinden muss, damit alle für unser Leben erforderlichen chemischen Abläufe funktionieren. Da das Blut außerdem das entscheidende Austausch-, Transport- und Informationsmedium des Körpers ist, lassen sich alle vom Körper aufgenommenen, produzierten oder abgebauten Substanzen im Blut messen.
Um krankhafte Abweichungen erkennen zu können, brauchen die Mediziner die Vergleichswerte für den Normalzustand, die so genannten Normalwerte. Diese wurden ermittelt, indem man einer großen Gruppe von Menschen, die keine sicht- oder fühlbaren Beschwerden hatten, Blut abnahm und die Werte für alle bekannten Substanzen maß. Der Bereich, in dem die Werte der überwiegenden Mehrheit aller untersuchten Personen lagen, wurde daraufhin als Normalbereich festgelegt. Der Normalbereich, der meist mit einer Ober- und einer Untergrenze angegeben wird, enthält dabei in etwa die Werte von 90 Prozent der untersuchten Personen.

Bewertung der Normalwerte

Um die Funktion von Hormondrüsen oder großen Verdauungs- und Ausscheidungsorganen zu überprüfen, reicht ein Wert oft nicht aus. Bei entsprechender Fragestellung werden deshalb Funktionstests durchgeführt, bei denen in der Regel eine Substanz eingenommen oder gespritzt und anschließend die Reaktion des Körpers gemessen wird.

Eine sinnvolle Bewertung und Einordnung von Blutwerten ist nur möglich, wenn man berücksichtigt, dass unser Stoffwechsel kein statischer Zustand ist und zahlreiche Faktoren in das Ergebnis der Blutuntersuchung hineinspielen. Wesentliche Einflussfaktoren auf die Blutwerte sind:

- **Geschlecht:** Bei verschiedenen Werten, wie z. B. Hämoglobin, Hämatokrit, Erythrozytenzahl und Kalzium, gelten unterschiedliche Werte für Frauen und Männer.
- **Alter:** Vor allem Kinder in den verschiedenen Altersstufen, aber auch ältere Menschen haben zum Teil deutlich vom Erwachsenendurchschnitt abweichende Blutwerte.
- **Tageszeit:** Vor allem Hormone werden in einem tageszeitlichen Rhythmus ausgeschüttet, so dass bestimmte Untersuchungen nur dann aussagekräftig sind, wenn sie zu ganz bestimmten Uhrzeiten durchgeführt wurden.
- **Ernährung:** Mit der Nahrungsaufnahme kommt es zu starken Schwankungen zahlreicher Blutwerte, so dass deren Spiegel entscheidend vom Zeitpunkt einer Blutabnahme abhängen. Genauso kann die Zusammensetzung der Nahrung zu Unterschieden in den Blutwerten führen. Um diese Faktoren für den Vergleich mit den Normalwerten auszuschalten, werden die Blutuntersuchungen in der Regel in nüchternem Zustand durchgeführt. Bei manchen Blutproben ist es sogar erforderlich, dass einige Tage vorher eine bestimmte Diät eingehalten wird.
- **Medikamente und Genussgifte:** Vor allem Alkohol und zahlreiche Medikamente, aber auch Drogen führen teilweise zu länger anhaltenden Abweichungen der Blutwerte.

Individuelle Einflussfaktoren

Auch wenn Blutwerte nach Berücksichtigung der oben genannten Einflussfaktoren außerhalb der Norm liegen, muss dies nicht unbedingt krankhaft sein. bei einigen Werten, beispielsweise beim Cholesterin, sind sich selbst Fachleute nicht immer einig, welche Werte nun als normal angesehen werden können.

Es gibt jedoch noch weitere, individuelle Ursachen für Abweichungen, beispielsweise der Menstruationszyklus, eine Schwangerschaft, genetische Merkmale, psychische Belastung oder körperliche Anstrengung. Auch durch unterschiedliche Techniken bei der Probenentnahme, durch den Transport und durch unterschiedliche Messmethoden kann es zu Abweichungen der Blutwerte von den Normalwerten kommen.

Auch Körpergröße, Gewicht und Muskelmasse beeinflussen manche Blutwerte wie beispielsweise den Kreatininspiegel.

Von Labor zu Labor verschieden

Bei jeder Beurteilung sollten deshalb die Referenzbereiche des untersuchenden Labors, laborspezifische Normalwerte, die normalerweise auf dem Befundbericht angegeben sind, zugrunde gelegt und der Arzt über alle individuellen Faktoren unterrichtet werden. Bei abweichenden Werten wird in der Regel eine Kontrolluntersuchung veranlasst werden.

Bei ca. fünf Prozent aller Menschen liegen außerdem die Werte außerhalb des Normalbereichs, obwohl sie sich weder unwohl noch krank fühlen. Bei einer Abweichung der Blutwerte muss deswegen niemand sofort Angst bekommen, dass etwas mit ihm nicht stimmt. Manche Körper sind einfach anders programmiert. Es gibt diese kleinen Außnahmen.

Übersichten über die wichtigsten Normalwerte finden Sie in den folgenden Kapiteln.

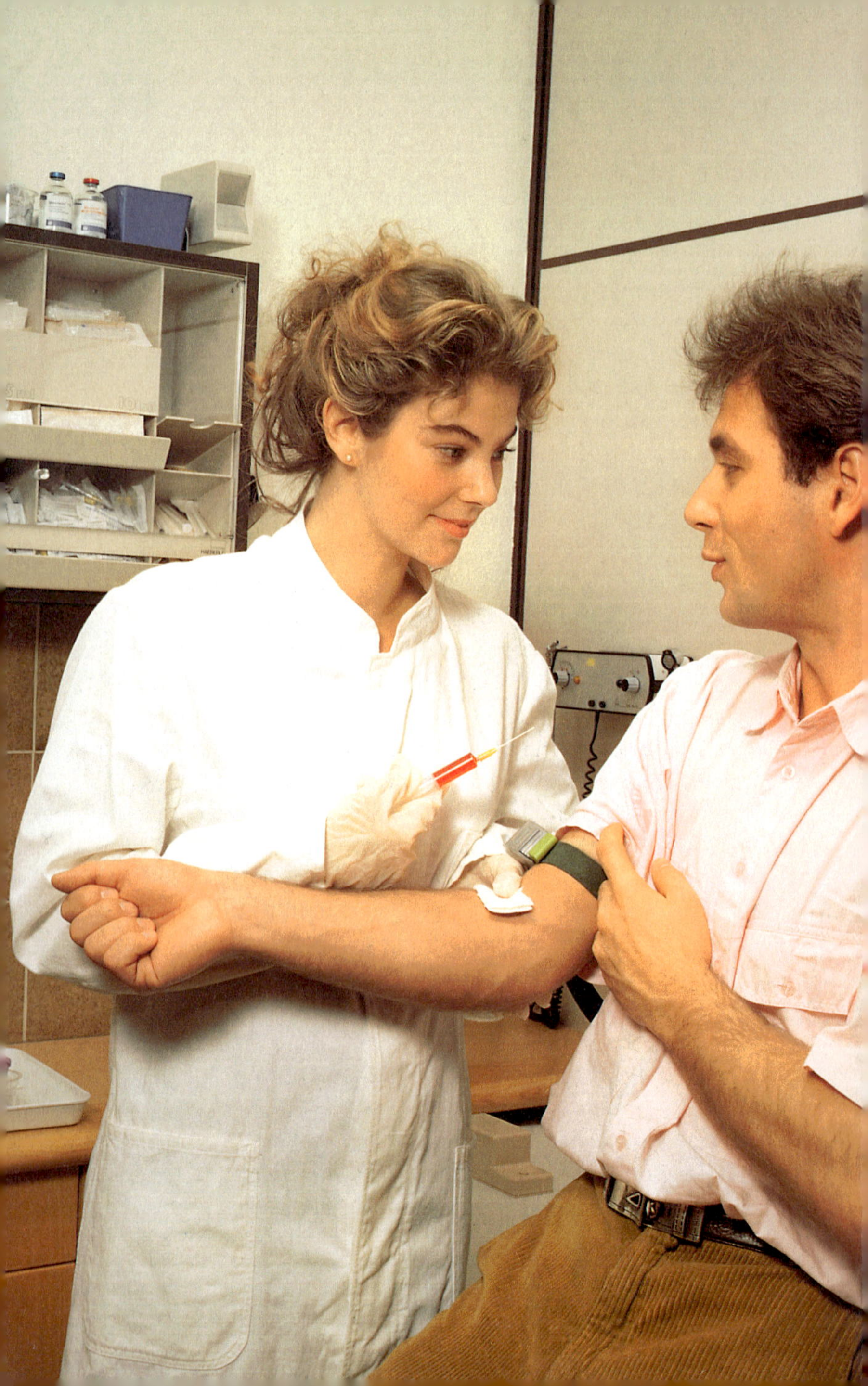

Blutuntersuchungen

Für Arzt und Patient ist es wichtig, unter Berücksichtigung des Aufwands, der Beeinträchtigung durch die Beschwerden und der Kosten möglichst rasch zu einer richtigen Diagnose zu kommen. Daher wird man in vielen Fällen in Stufenschritten vorgehen, indem man eine mögliche Diagnose zunächst durch einfache Basisuntersuchungen einschränkt und dann weiter differenziert.

Als Venen bezeichnet man alle Blutgefäße, die Blut zum Herz zurückbringen. Da viele von ihnen oberflächlich liegen und der Druck in ihnen sehr gering ist, eignen sie sich für eine Blutentnahme sehr gut.

Blutentnahme

Um im Labor das Blut untersuchen zu können, muss es unter standardisierten Bedingungen abgenommen werden. Abhängig von der gewünschten Untersuchung gibt es dafür drei mögliche Entnahmestellen:

- **Venenblut:** Für die meisten Untersuchungen entnimmt man mit einer Kanüle Blut aus einer oberflächlichen Vene. Bei Erwachsenen meistens in der Armbeuge, bei Kleinkindern auch auf dem Handrücken.
- **Kapillarblut:** Wird nur wenig Blut benötigt (z. B. für Blutzucker oder Hämoglobinwerte), wird mit einer Lanzette ein kleines Blutgefäß (Kapillare) am Finger oder Ohrläppchen, bei Kleinkindern auch an der Ferse, angestochen und das austretende Blut mit einem Glasröhrchen abgesaugt.
- **Arterienblut:** Nur ausnahmsweise wird für ganz spezielle Untersuchungen (z. B. Sauerstoffgehalt des Bluts) auch aus Arterien Blut entnommen. Geeignet sind dafür Arterien in der Leiste oder am Handgelenk.

Für die verschiedenen Untersuchungen benötigt man unterschiedliche Komponenten des Patientenbluts, die teilweise erst im Labor gewonnen werden.

Für manche Blutuntersuchungen genügt schon ein einziger Tropfen Blut.

Vollblut, Plasma und Serum

Unter Vollblut versteht man das unveränderte Blut mit allen roten und weißen Blutkörperchen, den Blutplättchen und den flüssigen Bestandteilen.
(Blut-)Plasma ist nur der flüssige Bestandteil des Bluts. Es besteht zu 90 Prozent aus Wasser und enthält zudem alle im Blut transportierten Substanzen einschließlich der Gerinnungsfaktoren.

Um Serum zu gewinnen, lässt man das Blut gerinnen und zentrifugiert anschließend, bis sich alle Zellen am Boden des Röhrchens abgesetzt haben.

Die wichtigste Ausgangssubstanz für Laboruntersuchungen ist jedoch das Blutserum. Serum gewinnt man, indem man sowohl die Blutzellen als auch die Gerinnungsfaktoren aus dem Blut entfernt. Übrig bleibt eine wässrige Flüssigkeit, die als Material für zahlreiche Untersuchungen dient.

Übersicht Blutentnahme

Zusatz	Blutbestandteil	Einsatzgebiete
Plastikkügelchen	Serum	Serologie, Kreuzprobe, Proteinelektrophorese, klinische Chemie
Natriumzitrat	Plasma	Gerinnungstests
Natriumfluorid	Plasma	Glukosebestimmung
EDTA	Vollblut	Kleines und großes Blutbild, Differenzialblutbild
Heparin	Plasma	Klinische Chemie, vor allem bei heparinisierten Patienten

Welches Röhrchen zu welchem Zweck?

Die verschiedenen Röhrchen, in die das Blut bei der Blutabnahme aufgezogen wird, dienen dem Zweck, das entnommene Vollblut so zu präparieren, dass die vorgesehenen Untersuchungen im Labor mit verwertbaren Ergebnissen durchgeführt werden können. Sie enthalten deshalb meist entweder gerinnungsfördernde (Plastikkügelchen zur Serumgewinnung) oder gerinnungshemmende Zusätze (EDTA, Zitrat, Heparin oder Natriumfluorid zur Plasmagewinnung).

Ein kleines Blutbild reicht für eine Routineuntersuchung. Finden sich dort auffällige Werte, muss allerdings weiter untersucht werden.

Blutbild

Über das kleine, das große und das Differenzialblutbild erhält man zunehmend genauere Informationen über Anzahl und Funktionsfähigkeit von Erythrozyten, Leukozyten und Thrombozyten.

Kleines Blutbild

Das kleine Blutbild umfasst die Zählung der roten und weißen Blutkörperchen (Erythro- und Leukozyten), die Messung des Blutfarbstoffs Hämoglobin (Hb) und des prozentualen Anteils der Zellen am gesamten Blutvolumen, den Hämatokrit (Hkt). Außerdem ermöglicht es eine Bewertung von Größe und Färbung der roten Blutkörperchen. Es eignet sich vor allem als Basisuntersuchung bei Verdacht auf Infektionen, Blutarmut oder andere Störungen der Blutbildung.

Großes Blutbild

Werden zusätzlich die Blutplättchen gezählt und die prozentuale Verteilung der Leukozytenarten ermittelt, so spricht man von einem großen Blutbild. Da die ein-

Normalwerte im Blutbild

	FRAUEN	MÄNNER
Erythrozyten	3,5–5,0 Mio./µl	4,3–5,9 Mio./µl
Hämatokrit	33–43 %	39–49 %
Hämoglobin	12–15 g/dl	13,5–17 g/dl
Leukozyten	4000–10 000/µl	
Thrombozyten	140 000–345 000 /µl	

Die Erythrozytenzahlen decken eine Blutarmut auf. Die Leukozytenzahlen stehen für Entzündungen oder Infektionen.

zelnen Unterarten der Leukozyten jeweils unterschiedliche Aufgaben im Körper wahrnehmen, liefert diese Untersuchung im Vergleich zum kleinen Blutbild zusätzliche Informationen über Art und Stadium einer Infektion, über mögliche Vergiftungen, bösartige Erkrankungen oder – anhand der Zahl der Thrombozyten – über Störungen der Blutgerinnung.

Bewertung von Abweichungen

↗ Eine Vermehrung der Erythrozyten bezeichnet man als Polyglobulie. Bei Menschen, die in großen Höhen leben, dient sie der Anpassung an den verringerten Sauerstoffgehalt der Luft. In unseren Breiten dagegen tritt sie nur bei chronischen Herz- oder Lungenleiden, bei Zystennieren, Kortisontherapie, Rauchern und bei einigen bösartigen Tumoren auf. Durch den Anstieg der Zellzahl wird das Blut so dickflüssig, dass es zu schweren Embolien und Thrombosen kommen kann.
Eine relative Polyglobulie durch starkes Schwitzen oder Erbrechen, bei der die Anzahl der Erythrozyten nur mäßig ansteigt, kann dagegen durch Flüssigkeitsersatz wieder ausgeglichen werden.

↘ Bei zu niedrigen Erythrozytenwerten spricht man von Blutarmut oder Anämie.

↘ Ursache erniedrigter Hämoglobinwerte ist meist Eisenmangel, da für die Bildung von Hämoglobin große Mengen dieses Minerals benötigt werden. Da Hämoglobin Bestandteil der Erythrozyten ist, verhält sich sein Blutwert meist wie der Erythrozytenwert.

↗ Erhöhte Hämatokritwerte sind gleichbedeutend mit einem Anstieg der Zellzahl im Blut und damit mit einer erhöhten Gefahr von Durchblutungsstörungen. Werte von über 55 Prozent führen zu einer mangelhaften Sauerstoffversorgung des Gewebes, da das Blut die kleinsten Gefäße nicht mehr ausreichend passieren kann. Bei Werten von über 60 Prozent besteht ein hohes Risiko für Thrombosen und Embolien.

↘ Ein Hämatokritwert unter der Norm weist wie der Hämoglobinwert auf eine Anämie hin, da die Erythrozyten den größten Teil der Blutzellen stellen.

↗ Eine Vermehrung der Leukozyten spricht für irgendeine Form von Entzündung, bei hohen Werten meist hervorgerufen durch eine bakterielle Infektion. Aber auch bei Stress, Verbrennung, Unfall, Infarkt, rheumatischen Erkrankungen oder Gicht sind die Werte erhöht.

↘ Erniedrigten Leukozytenwerten liegt meist eine Virusinfektion zugrunde. Sie können aber auch auf eine Knochenmarkschädigung durch Strahlen, Chemotherapie oder verschiedene Medikamente, z. B. Schmerz-, Entwässerungsmittel oder Antibiotika, hinweisen.

↗ Erhöhte Thrombozytenzahlen findet man zum Teil bei chronischen Entzündungen und schweren Infektionen. Ansonsten sind sie in der Regel Anzeichen einer sehr ernsthaften Erkrankung.

↘ Thrombozytenwerte unter dem Normbereich sind Folge von Infektionen, Vitamin-B12-Mangel, Schockzuständen, bösartigen Tumoren des Knochenmarks oder rheumatischen Erkrankungen.

In Phasen mit verstärkter Blutneubildung kann man auch eine Vorstufe der Erythrozyten, so genannte Retikulozyten, im Blutbild finden. Normal ist ein Prozentsatz von 0,5 bis 2,0.

Differenzialblutbild

Eosinophile Granulozyten erkennt man im gefärbten Blutausstrich an ihren kräftig roten Körnchen. Basophile Granulozyten haben dagegen viele blaue Körnchen über die Zelle verteilt.

Mit dem Differenzialblutbild, einem Bestandteil des großen Blutbilds, ermittelt man die Aufteilung der Zellen auf alle Stadien der Blutbildung und kann abnorme Zellen erkennen. Die Zählung der Zellen erfolgt über einen angefärbten Blutausstrich, der per Mikroskop durchsucht wird. Da alle kernhaltigen oder auffälligen Zellen zugeordnet (differenziert) werden, spricht man von einem Differenzialblutbild.

↗ Eine Vermehrung der neutrophilen Granulozyten und vor allem der jungen stabkernigen Granulozyten auf Kosten der ausgereifteren Form findet man bei akuten Infektionen, Vergiftungen oder Stress.

↘ Zu einem Abfall der Neutrophilenzahlen kommt es oft bei Virusinfektionen, durch Medikamente oder bei ernsten Erkrankungen mit Knochenmarkschädigung.

↗ Eine Vermehrung der eosinophilen Granulozyten ist typisch für eine Wurminfektion oder eine Allergie.

↗ Monozyten sind bei Parasitenbefall und verschiedenen Infektionskrankheiten, besonders aber beim Pfeifferschen Drüsenfieber erhöht.

Findet man Zellen, die eigentlich nur im Knochenmark vorkommen, spricht das für eine Blutkrebserkrankung.

Normalwerte im Differenzialblutbild

Segmentkernige Neutrophile	30–80 Prozent
Stabkernige Neutrophile	0– 5 Prozent
Eosinophile	0– 6 Prozent
Basophile	0– 2 Prozent
Monozyten	1– 12 Prozent
Lymphozyten	15–30 Prozent

Blutsenkungsgeschwindigkeit (BSG)

Zu den Basisuntersuchungen bei Verdacht auf einen entzündlichen Prozess gehört die Messung der Geschwindigkeit, mit der sich Blutzellen in einem dünnen Glasröhrchen absetzen. Man entnimmt dazu aus einer Vene Blut, vermischt dieses mit gerinnungshemmenden Substanzen und füllt dann ein Messröhrchen bis zu einer Höhe von 200 Millimeter auf. Jeweils nach einer und zwei Stunden wird dann abgelesen, um wie viele Millimeter sich die rote Blutsäule abgesenkt hat.
Man nennt diese Untersuchung BSG (Blutsenkungsgeschwindigkeit) oder BKS (Blutkörperchensenkungsgeschwindigkeit). Da Frauen im Verhältnis zur Gesamtblutmenge weniger Blutzellen besitzen, liegen die Normalwerte bei ihnen über denen der Männer.

Die BSG ist eine einfache Untersuchung, mit der jeder Arzt in seiner Praxis prüfen kann, ob mit dem Blut seines Patienten etwas nicht in Ordnung ist. Sie kann jedoch andere Laboruntersuchungen nicht ersetzen.

Bewertung einer auffälligen BSG/BKS

↗ Erhöhte Werte weisen darauf hin, dass sich im Körper in irgendeiner Form eine Entzündung abspielt oder mit den Bluteiweißen etwas nicht in Ordnung ist.

Normalwerte der Blutsenkung

(1 Stunde nach Westergreen)

Ablesezeitpunkt	Mann	Frau	Falsche Werte durch
1 Stunde	3–8 mm	5–18 mm	Schwangerschaft ↗
2 Stunde	6–10 mm	5–20 mm	Pille ↗ Menstruation ↗ Anämie ↗ Entzündungshemmende Medikamente ↘

Meist sind bakterielle Infektionen, rheumatische Erkrankungen oder eine Blutarmut für eine Erhöhung der BSG verantwortlich, aber auch Leber- oder Nierenschäden, Autoimmunerkrankungen oder bösartige Tumoren. Ab einem Alter von etwa 60 Jahren können jedoch Werte bis zu 30 Millimeter pro Stunde vorkommen, ohne dass eine Erkrankung vorliegt.

↘ Erniedrigte Werte sind selten. Sie sind allerdings ein Alarmsignal dafür, dass eine Vermehrung der Erythrozyten (Polyzythämie) vorliegt, was zu Thrombosen und Embolien führen kann.

Vor jeder Operation muss die Gerinnungsfähigkeit des Bluts unbedingt überprüft werden.

Fälschlicherweise niedrige Werte findet man, wenn entzündungshemmende Medikamente (Aspirin, Antirheumatika, Kortison) eingenommen werden.

Blutgerinnung

Aufgabe der Blutgerinnung und ihres Gegenspielers, der Fibrinolyse, ist es, unerwünschte Blutungen so rasch wie möglich zu stillen und andererseits den reibungslosen Blutfluss in intakten Gefäßen zu gewährleisten. Dieser Balancezustand wird durch ein kompliziertes System einander entgegen arbeitender Reaktionen erzeugt, die man unter den Namen »Blutgerinnung« und »Fibrinolyse« zusammenfasst und an denen die Thrombozyten maßgeblich beteiligt sind.

So funktioniert die Blutstillung

Kommt es zu einer Gefäßverletzung, lagern sich innerhalb von wenigen Sekunden Thrombozyten an der Leckstelle an, verkleben miteinander und verschließen sie auf diese Weise. Gleichzeitig scheiden sie verschiedene Substanzen aus, die in Verbindung mit Gerinnungsfaktoren aus dem Blut (endogenes System) oder aus dem verletzten Gewebe (exogenes System) den Gerinnungsfaktor Prothrombin in Thrombin umwandeln. Thrombin seinerseits wandelt das lösliche Fibrinogen in das faserige Fibrin um, das einen Netzfilz bildet, der zusammen mit eingelagerten Thrombo- und Erythrozyten den endgültigen Verschluss der Wunde bewirkt. Dieses Netz schrumpft innerhalb von einigen Tagen und wird von Bindegewebe durchwachsen, das bei größeren Wunden die Narbe bildet.

Gerinnungshemmende Medikamente, die man bei erhöhter Thrombosegefahr, Herzrhythmusstörungen oder z. B. nach einem Herzinfarkt oft jahrelang einnehmen muss, behindern verschiedene Phasen der Blutgerinnung.

Die Fibrinolyse als Gegenreaktion

Um zu verhindern, dass es bei der Gerinnungsreaktion über die lokale Wirkung hinaus zu einer Verklumpung des Bluts im gesamten Gefäßsystem kommt, enthält das Blut Eiweißkörper, die Thrombin hemmen und den Fibrinpfropf wieder auflösen können. Die Thrombinhemmung erfolgt durch Antithrombin 3, eine Wirkung, die künstlich durch die Gabe von Heparin verstärkt werden kann (Antikoagulation).
Unter Fibrinolyse im engeren Sinne versteht man dagegen die Auflösung eines frischen Fibrinpfropfs durch Plasmin, das künstlich durch Streptokinase aktiviert werden kann, wenn es darum geht, ein frisches Blutgerinnsel (Thrombus, Embolie) aufzulösen.

Wirkungsweise der wichtigsten Gerinnungshemmer

Heparin	Aktiviert Antithrombin und hemmt damit Thrombin
Vitamin-K-Antagonisten (Marcumar)	Verhindern schon die Bildung von Prothrombin
Azetylsalizylsäure (Aspirin)	Hemmt bereits die Verklumpung der Thrombozyten

Gerinnungstests

Nach jeder Operation oder bei langer Ruhigstellung eines Körperteils ist das Thromboserisiko erhöht. Es muss deshalb eine so genannte Thromboseprophylaxe durchgeführt werden. Dazu spritzt man Heparin in das Unterhautfettgewebe von Bauch oder Oberschenkel.

Über verschiedene Tests lässt sich die Funktionsfähigkeit des Gerinnungssystems oder die Wirkung einer Therapie kontrollieren.

- Der **Blutungszeittest** ist einfach, aber ungenau. Man misst hierbei die Zeit, in der eine kleine, durch einen Stich in die Fingerkuppe oder das Ohrläppchen verursachte Blutung aufhört. Normalerweise dauert das zwei bis fünf Minuten.
- Der **Quick-Test,** auch **Thromboplastinzeit** (TPZ) oder **Prothrombinzeit** genannt, erfasst eine Störung des exogenen Systems, der Gerinnungsfaktoren, die durch Faktoren aus dem verletzten Gewebe aktiviert werden und deren Bildung durch Medikamente oder Vitamin-K-Mangel gehemmt werden kann. Er dient daher auch der Überwachung einer gerinnungshemmenden Behandlung. Der Normalwert beträgt 70 bis 120 Prozent. Unter Therapie sollte er zwischen 15 und 40 Prozent liegen.
- Mit der **partiellen Thromboplastinzeit** (PTT) wird die Funktion der endogenen Gerinnungssysteme und die Bildung von Thrombin und Fibrin untersucht. Dieser Test eignet sich deshalb für die Überwachung einer Heparintherapie, die Diagnostik einer Bluterkrankheit und als Basistest vor einer Operation. Der Normalwert liegt zwischen 20 bis 40 Sekunden; unter Therapie sind die Werte um das 1,5- bis 2,0fache erhöht.
- Die **Thrombinzeit** (TZ) oder **Plasmathrombinzeit** (PTZ) deutet auf Störungen bei der Fibrinbildung hin, wenn sie unter dem Wert von 17 bis 24 Sekunden liegt.
- Zusätzlich können mit **serologischen Methoden** (siehe Seite 26) Gerinnungsfaktoren nachgewiesen werden, was z. B. bei der Diagnose einer Bluterkrankheit von Bedeutung ist.

Bluteiweiße

Menschliches Plasma besteht zu 90 Prozent aus Wasser, zu zwei Prozent aus Mineralien, Säuren, Zucker und Harnstoff und zu etwa sieben Prozent aus Eiweißen. Diese so genannten Plasmaproteine spielen eine bedeutende Rolle für die Aufgaben, die das Blut im menschlichen Körper zu übernehmen hat. Sie dienen als Energiereserve, regeln den Flüssigkeitsaustausch zwischen Blut und Gewebe und beeinflussen den Wasserhaushalt des Körpers. Außerdem leisten sie einen Beitrag als Puffer des Blut-pH-Werts. Ein wichtiger Eiweißstoff ist auch das Fibrinogen, das zur Blutgerinnung notwendig ist, wobei es sich in Fibrin umwandelt. Entscheidend sind jedoch die Funktionen der Plasmaproteine als Transportmittel für Nährstoffe, Mineralien oder Abfallstoffe und als Träger der Abwehrfunktionen des Bluts.

Bei Nierenschäden geht häufig viel Eiweiß mit dem Urin verloren. Schäumt der Urin, sollte man beim Arzt einen Urintest durchführen lassen.

Gesamteiweiß

Im Plasma befindet sich eine Vielzahl sehr unterschiedlicher Proteine mit entsprechend unterschiedlichen Funktionen. In ihrer Gesamtheit bezeichnet man sie als Gesamteiweiß, ein Wert, der für sich allein genommen nur einen groben Anhaltspunkt für eine Störung der Eiweißkonzentration im Körper geben kann, als Basiswert jedoch wichtig ist. Für weitere Informationen ist eine Aufteilung der Proteine in ihre Einzelfraktionen notwendig. Dies erreicht man über die Eiweißelektrophorese. Der Normalwert für Gesamteiweiß im Blut liegt bei sechs bis acht Gramm pro Deziliter.

Bewertung von Abweichungen

↗ Erhöhte Werte finden sich bei starkem Flüssigkeitsverlust und bei bestimmten Tumoren.

↘ Erniedrigte Werte findet man bei chronischen Leber- oder Nierenschäden, Unterernährung, chronischen Durchfällen, Bauchwassersucht, massiven Blutungen und Verbrennungen. Sinkt der Gesamteiweißwert unter vier Gramm pro Deziliter, kommt es zu Flüssigkeitseinlagerung im Gewebe (Ödeme).

Bei einer erhöhten Blutsenkungsgeschwindigkeit kann neben dem Blutbild auch die Eiweißelektrophorese wichtige Informationen liefern.

Eiweißelektrophorese

Störungen im Proteinstoffwechsel äußern sich häufig darin, dass sich die Zusammensetzung der Plasmaproteine ändert, ohne dass sich der Wert des Gesamteiweißes wesentlich ändert.

In der Serumelektrophorese kann man die verschiedenen Proteine aufgrund ihrer Größe und physikalischen Eigenschaften in einem elektrischen Feld in verschiedene Fraktionen aufteilen. Man unterscheidet fünf Gruppen, die als Albumine, Alpha1-Globuline, Alpha2-Globuline, Beta-Globuline und Gamma-Globuline bezeichnet werden.

Proteinfraktion	Normalverteilung
Albumine	55–65 Prozent
Alpha1-Globuline	2–6 Prozent
Alpha2-Globuline	6–12 Prozent
Beta-Globuline	8–15 Prozent
Gamma-Globuline	11–20 Prozent

▸ **Albumin** gehört zu den kleinsten Plasmaeiweißkörpern, kommt aber relativ hoch konzentriert vor. Deshalb besitzt es eine entscheidende Funktion für den Flüssigkeitsaustausch zwischen Blutgefäßen und Gewebe und außerdem eine wichtige Transportfunktion, z. B. für Fettsäuren und Medikamente. Bei den meisten Erkrankungen ist Albumin verringert.

▶ Unter **Alpha1-, Alpha2-, Beta-** und **Gamma-Globulinen** versteht man eine ganze Gruppe unterschiedlicher Plasmaproteine, die als Transportproteine für Glukose, Fette, Mineralstoffe und Hormone wichtige Aufgaben erfüllen und vor allem als Entzündungsmarker von großer Bedeutung sind.

↗ Im Frühstadium akuter Entzündungen sind sie meist deutlich vermehrt.

▶ Die Fraktion der **Gamma-Globuline** entspricht dem Entzündungsprotein (CRP) und den Antikörper produzierenden Immunglobulinen.

↗ Erhöhte Werte finden sich bei allen Entzündungen, bei einer Leberzirrhose und bei einigen bösartigen Erkrankungen.

↘ Erniedrigte Werte deuten auf einen Antikörpermangel hin.

Bei besonderen Fragestellungen lassen sich meist mit serologischen Methoden (siehe Seite 26) auch einzelne Serumproteine und Antikörper nachweisen.

Ein erniedrigter Alpha1-Globulinwert weist auf einen angeborenen Enzymmangel (Alpha1-Antitrysinmangel) hin. Betroffene fallen schon als Kleinkinder durch Lebererkrankungen auf. Wird nicht behandelt, bekommen sie als Erwachsene u. a. eine Leberzirrhose.

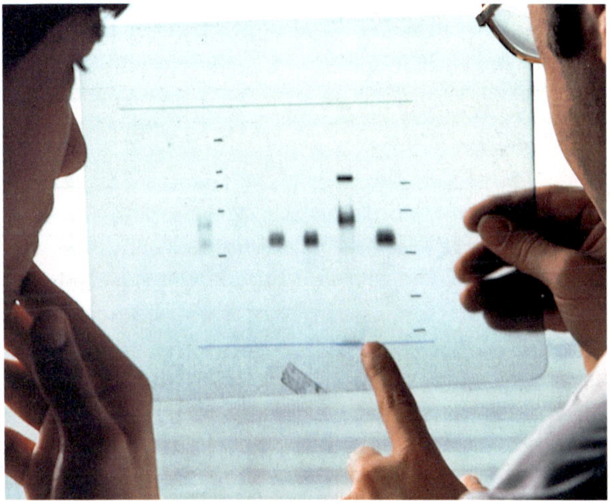

Das Ergebnis einer Elektrophorese zeigt die Eiweißmoleküle nach Größe und physikalisch-chemischen Eigenschaften geordnet.

Entzündungsmarker

▸ **C-reaktives Protein (CRP):** Dieses Protein ist beteiligt an der Beseitigung körpereigener Gifte und an der Vernichtung von Bakterien, Pilzen oder Parasiten. Da es eine kurze Halbwertszeit von 24 Stunden hat und regelmäßig bei akuten Entzündungen stark ansteigt, ist es ein sehr guter Parameter zur Entdeckung und für die Verlaufsbeobachtung einer Entzündung. Normale CRP-Werte schließen eine lokale oder leichte chronische Entzündung nicht aus, eine bakterielle Infektion ist jedoch extrem unwahrscheinlich.

↗ Erhöhte Werte findet man vor allem bei bakteriellen Infektionen. Auch treten sie bei Bauchspeicheldrüsenentzündung, rheumatischen Erkrankungen, chronischen Darmentzündungen, Herzinfarkt und Tumoren auf.

Die Immundiagnostik, zu der auch die Serologie gehört, war eine revolutionäre Entwicklung in der Labormedizin. Zahlreiche Erkrankungen wurden erst dadurch sicher diagnostizierbar.

Serologie

Jede lebende Zelle trägt an ihrer Oberfläche Proteine, die sie von anderen Zelltypen unterscheiden, und die als Antigen (Ag) bezeichnet werden.

Die Abwehrzellen unseres Körpers erkennen diese Oberflächenmerkmale und produzieren, wenn es sich um als fremd eingestufte Merkmale handelt, Substanzen, so genannte Antikörper (Ak), die sich mit dem Antigen verbinden und es auf diese Weise unschädlich machen. Diese Tatsache macht man sich für die Diagnostik zahlreicher Infektionskrankheiten zunutze.

Durch eine Ag-Ak-Reaktion mit einem markierten und bekannten Agens lassen sich Antigene und Antikörper sichtbar machen und mengenmäßig bestimmen. Da es sich um Immunreaktionen handelt, spricht man auch von Immundiagnostik oder, wenn es sich um Reaktionen von Serumbestandteilen handelt, von Serologie.

Elektrolyte, Spurenelemente, Vitamine

Kleine anorganische Teilchen mineralischer Herkunft werden überall in unserem Körper für zahllose Funktionen benötigt. Nach ihrem mengenmäßigen Vorkommen im Körper unterscheidet man die Mineralien von den Spurenelementen, die nur in kleinsten Mengen in unserem Körper vorhanden sind. Vitamine sind stickstoffhaltige Substanzen, die ebenfalls lebenswichtig sind. Da die Mineralien im Blut gelöst sind und eine elektrische Ladung tragen, bezeichnet man sie als Elektrolyte. Sie übernehmen in unserem Körper wichtige Aufgaben im Wasserhaushalt, beim Transport, bei der Erregungsleitung und im Stoffwechsel. Mineralien, Spurenelemente und Vitamine müssen über die Nahrung aufgenommen werden, so dass bei Ernährungsfehlern oder Krankheiten Mangelerscheinungen oder Vergiftungen auftreten können.

Mineralien, Spurenelemente und Vitamine müssen mit der Nahrung aufgenommen werden. Stimmen Verbrauch und Aufnahme nicht überein, kann es zu schweren Störungen im Stoffwechsel kommen.

Elektrolyte

▶ Das positiv geladene **Natrium** ist das wichtigste Mineral in unserem Körper. Die Aufnahme erfolgt im Wesentlichen über das Kochsalz unserer Nahrung. Durch seine Wasser bindende Fähigkeit sorgt es für die richtige Wasserverteilung innerhalb und außerhalb der Zellen. Der Natriumspiegel wird über verschiedene Hormone durch eine vermehrte oder verminderte Ausscheidung in den Nieren geregelt.

↗ Zu erhöhten Werten kommt es bei verminderter Flüssigkeitszufuhr oder erhöhtem Flüssigkeitsverlust wie z. B. bei hohem Fieber, anhaltenden Durchfällen und einigen Nierenerkrankungen. Eine Vermehrung von Natrium und Wasser (z. B. durch übermäßigen Salzgenuss) führt zu Wasseransammlungen (Ödeme).

Normalwerte der Elektrolyte

Natrium	135–145 mmol/l
Chlorid	97–108 mmol/l
Kalium	3,6–5,0 mmol/l
Kalzium	2,2–2,6 mmol/l
Phosphat	0,84–1,45 mmol/l
Magnesium	0,64–1,05 mmol/l

Ein Natriummangel ist bei uns eine Seltenheit. Bei Leistungssportlern und großer Hitze kann es jedoch zu Mangelsymptomen wie Muskelkrämpfen kommen.

↘ Erniedrige Werte findet man bei starkem Schwitzen, Erbrechen, Durchfall, Nieren- oder Herzschwäche. Aussagekräftig ist die Natriumkonzentration jedoch nur im Zusammenhang mit dem Flüssigkeitshaushalt und weiteren Untersuchungen.

▸ **Chlor** stellt den größten Teil der negativ geladenen Teilchen außerhalb der Körperzellen und ist damit wichtigster Partner des Natriums in der Regulation des Wasserhaushalts des Körpers. Es spielt außerdem eine Rolle bei der pH-Regulation des Bluts und ist Ausgangssubstanz für die Magensäure. Seine Ausscheidung und Aufnahme erfolgt zusammen mit Natrium.

↘ Zu einem Abfall kommt es meist durch anhaltendes Erbrechen oder entwässernde Medikamente.

▸ **Kalium,** das vor allem in Pflanzen vorkommt, ist das wichtigste positiv geladene Teilchen in der Zelle und deshalb ebenfalls ein wichtiger Partner des Natriums. Es spielt eine große Rolle bei der Erregungsleitung in den Nerven und bei der Muskeltätigkeit, insbesondere des Herzmuskels. Plötzliche Schwankungen des Kaliumspiegels können deshalb tödlich sein.

↗ Zu einer Erhöhung der Kaliumwerte kommt es vor allem bei Störungen des Säure-Basen-Gleichgewichts, bei Nierenschwäche und bei der Einnahme bestimmter Diuretika (entwässernder Medikamente).

↘ Zu einem Abfall des Kaliumspiegels kommt es durch Erbrechen, Durchfall, Unterernährung, Schilddrüsenunterfunktion oder längerfristigen Gebrauch von Abführ- oder Entwässerungsmitteln.

▶ **Kalzium** ist als das Knochenmineral bekannt. 99 Prozent des Kalziums unseres Körpers (ein Kilogramm) sind Bestandteil unserer Knochen und Zähne, die damit gleichzeitig eine wichtige Kalziumreserve darstellen. Das Kalzium hat jedoch daneben auch noch andere wichtige Aufgaben. So ist es entscheidend an der Muskeltätigkeit und der Übertragung von Nerven- und hormonellen Signalen beteiligt. Es reguliert die Gefäßdurchlässigkeit, beeinflusst die Blutgerinnung und zahlreiche Enzymreaktionen und ist außerdem von Bedeutung im Säure-Basen-Haushalt.

Der Kalziumspiegel wird gemeinsam mit dem Phosphatspiegel durch Vitamin D, Parathormon und Kalzitonin in engen Grenzen geregelt. Sinkt er zu weit ab, wird Kalzium aus den Knochen abgebaut. Ein dauernder Kalziummangel kann deshalb zu Knochenentkalkung (Osteoporose) führen. Die Aufnahme von Kalzium im Darm ist sehr stark Vitamin-D-abhängig.

↗ Erhöhte Kalziumwerte findet man bei bösartigen Tumoren, bei Schilddrüsenüberfunktion oder anderen hormonellen Störungen, bei langer Bettlägerigkeit, bei Gebrauch verschiedener Entwässerungsmittel oder Überdosierung von Vitamin A oder D.

↘ Erniedrigte Werte findet man bei Leber- und Nierenschäden, Vitamin-D-Mangel, Verdauungsstörungen, Mangelernährung, Bauchspeicheldrüsenentzündung oder bei Einnahme verschiedener Medikamente (z. B. Abführmittel). Ein Abfall des Kalziumspiegels auf weniger als 1,5 Millimol pro Liter führt zu Tetanie (Muskelkrampf).

Entwässerungs- und Abführmittel sind häufigste Ursache für einen Kaliummangel, der zu ernsthaften Herzstörungen führen kann. Da der Mangel seinerseits eine Verstopfung verursacht, wird häufig völlig verkehrt weiterbehandelt.

▸ **Phosphat** ist mit Kalzium Hauptbestandteil der Knochen und Zähne. Es spielt auch eine wichtige Rolle als negativ geladenes Teilchen und Puffer im Wasser- und Säure-Basen-Haushalt des Körpers und findet sich in jeder Zelle als Bestandteil zahlreicher Stoffwechselprodukte und energiereicher Verbindungen.

↗ Erhöhte Werte treten bei chronischer Nierenschwäche und Hormonstörungen auf.

↘ Erniedrigte Werte finden sich bei Kalzium- und Vitamin-D-Mangel. Eine Bewertung ist jedoch nur in Verbindung mit den Kalziumwerten und anderen Untersuchungen möglich.

Magnesium gilt als Antistressmineral. Vor allem gestresste Menschen können von Magnesium profitieren. Es dämpft Gereiztheit, Hektik und Aggressivität.

▸ **Magnesium,** eigentlich schon ein Spurenelement, ist der Gegenspieler des Kalziums und führt zur Entspannung der Muskeln. Es ist außerdem an zahlreichen Stoffwechselreaktionen beteiligt.

↘ Ein Magnesiummangel ist von einem Kalziummangel schwer zu unterscheiden und häufig mit einem solchen kombiniert. Er führt zu Erregung, Krämpfen, Angstzuständen, Herzrasen und -stolpern, Schlafstörungen, Migräne und Konzentrationsschwierigkeiten.

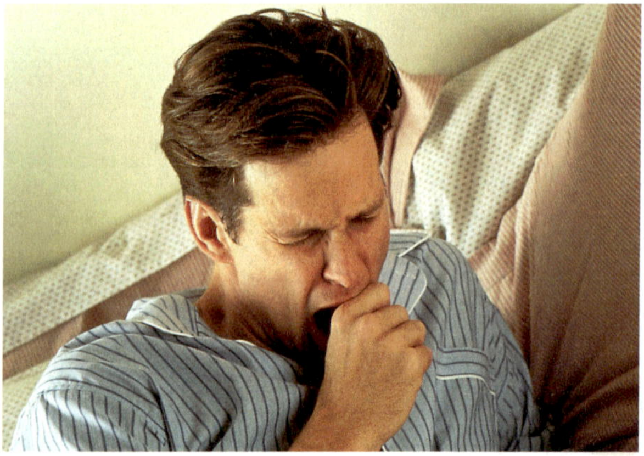

Unruhiger Schlaf kann auch durch Magnesiummangel ausgelöst werden.

Kleine Mineralienübersicht

Mineral	Hauptquellen	Hauptfunktionen	Mangelerscheinungen
Natrium	Salz	Wasserhaushalt	Apathie, Kollapsneigung
Chlor	Salz	Wasserhaushalt, Magensaft	Erbrechen, flache Atmung
Kalium	Kakao, Bananen, Vollkorn, Aprikose	Nervenimpulse, Muskelfunktion	Muskelschwäche, Herzschwäche
Kalzium	Milchprodukte, grünes Gemüse, Haferflocken	Knochenhärte, Nervenimpulse, Muskelfunktion, Blutgerinnung	Osteoporose, Angstzustände, Blutungen
Phosphor	Milch, Fleisch, Fisch, Eier, Vollkorn, Nüsse	Zellstoffwechsel, Knochen, Zähne, Nierenfunktion	Muskelschwäche
Magnesium	Gemüse, Getreide, Nüsse	Nervenimpulse, Muskelfunktion	Kopfschmerzen, Krämpfe, Konzentrationsstörungen

Mineralien und Spurenelemente behindern zum Teil gegenseitig ihre Aufnahme. So steigt z. B. die Kaliumausscheidung bei hohem Kochsalzkonsum. Wer auf Kochsalz nicht verzichten mag, sollte deshalb zumindest die Kaliumzufuhr deutlich erhöhen. Damit reduziert er auch das Risiko für einen Bluthochdruck.

Spurenelemente

Spurenelemente sind zwar nur in Spuren im menschlichen Körper enthalten (weniger als 0,01 Prozent der Körpermasse), aber von großer Bedeutung, da sie an der Bildung zahlreicher Enzyme beteiligt sind, die für wichtige Stoffwechselfunktionen benötigt werden. Die wichtigsten Spurenelemente sind Eisen, Fluor, Jod, Chrom, Kupfer, Zink, Mangan und Selen. Weitere Spurenelemente sind z. B. Silizium oder Zinn.

Wenn Sie einen Kropf haben, dürfen Sie auf keinen Fall ohne Rücksprache mit Ihrem Arzt anfangen, sich jodreich zu ernähren, da es sonst zu einer Schilddrüsenüberfunktion kommen kann.

▸ **Eisen** ist das häufigste Spurenelement, bei dem auch am häufigsten ein Mangel auftritt. Gefährdet sind besonders Säuglinge, Kinder in Wachstumsphasen und Frauen im gebärfähigen Alter. Von den etwa vier Gramm Eisen im Körper sind zwei Drittel im roten Blutfarbstoff gebunden. Aufgenommen wird es vor allem im Dünndarm, die Aufnahmekapazität des Körpers ist jedoch sehr begrenzt. Im Durchschnitt werden nur zehn Prozent des gesamten Nahrungseisens aufgenommen.
Zur Bestimmung der Eisenvorräte im Körper reicht der Eisenwert nicht aus. Der zuverlässigste Parameter ist die Konzentration des Eisenspeicherproteins Ferritin und eine Dreifachbestimmung von Eisen, Ferritin und dem Transportprotein Transferrin zur Unterscheidung verschiedener Anämieformen (siehe Seite 112).
↘ Ferritinwerte unter 10 bis 15 Mikrogramm pro Deziliter sind ein sicherer Beweis für einen Eisenmangel. Meist sind zugleich auch der Eisenwert und die Transferrinsättigung zu niedrig.
↗ Dauerhaft zu hohe Eisenwerte; eine wiederholte Zerstörung von Erythrozyten oder eine übermäßige Eisenaufnahme führen zu Organschäden.
▸ Auch bei **Jod** kommt es relativ häufig zu Mangelerscheinungen (Kropf), da der Jodgehalt von Wasser und Nahrung in einigen Regionen wie dem Alpenraum nicht ausreichend ist (siehe auch Schilddrüse Seite 77ff.).

Normalwerte für die Eisenparameter

Protein	Frauen	Männer
Ferritin	15–250 µg/dl	20–500 µg/l
Serumeisen	45–160 µg/dl	
Transferrinsättigung	15–45 %	

Kleine Übersicht der Spurenelemente

Spuren-element	Hauptquellen	Haupt-funktionen	Mangel-erscheinungen
Eisen	Fleisch, Innereien, Vollkorn, Hülsenfrüchte, Pilze	Blutbildung, Sauerstofftransport	Müdigkeit, Atemnot, Nervosität
Fluor	Fisch, Meeresfrüchte, Fleisch, Tee, Käse	Zahn- und Knochenhärte	Karies, Osteoporose
Jod	Fisch, Meeresfrüchte, Feldsalat, Ananas, Pilze, Milch	Schilddrüsenhormone	Kropf, Müdigkeit, Antriebsarmut
Zink	Hartkäse, Austern, Fleisch, Vollkorn, Hefe	Stoffwechsel, Wundheilung, Wachstum	Haarausfall, Wundheilungsstörungen
Selen	Vollkorn, Fleisch, Fisch, Hefe	Zellschutz	Infektanfälligkeit, Seh- und Herzschwäche, Tumoren
Silizium	Gerste, Hafer, Hirse, Kartoffeln	Knorpel, Bindegewebe, Haut, Haare, Nägel	Hautentzündungen, Haarausfall, Bänderschwäche

Schwefel- und phosphathaltige Dünger, saurer Regen und Blei reduzieren den Selen- und Zinkgehalt unserer Nahrungspflanzen, so dass ein Mangel auftreten kann.

▸ Auch bei **Fluor** ist in Wasser und Nahrung nicht die Menge enthalten, die wir für einen optimalen Kariesschutz bräuchten. Deshalb wird der Gebrauch fluoridierter Zahnpasta empfohlen. Vor einer Überdosierung muss jedoch sehr gewarnt werden. Sie führt bei Kindern zu Flecken und Schmelzdefekten an den Zähnen.

▸ **Chrom, Kupfer** und **Mangan** sind so weit verbreitet in der Nahrung, dass es allenfalls bei langfristiger künstlicher Ernährung zu Mangelerscheinungen kommt. Findet man dennoch erniedrigte Kupferwerte im Blut und gleichzeitig erhöhte im Urin, handelt es sich um eine seltene Erbkrankheit, bei der Kupfer übermäßig in Gehirn und Leber gespeichert wird, einen so genannten Morbus Wilson. Typisches Merkmal ist ein braungrüner Ring um die Iris der Augen.

▶ Bei **Zink, Selen** und **Silizium** kommt ein unbemerkter Mangel wohl häufiger vor. Selen unterstützt Wundheilung, Wachstum und Insulinwirkung. Selen wirkt vor allem als Antioxidans und hat damit eine gewisse Schutzfunktion gegen Krebserkrankungen. Silizium wirkt besonders auf das Bindegewebe, die Haut, Haare und Nägel.

Folsäuremangel ist vor allem bei jüngeren Frauen, die rasch hintereinander schwanger werden, eine Gefahr. Da man eine Missbildung von Rückgrat und Rückenmark (Spina bifida) auf Folsäuremangel zurückführt, sollten gefährdete Frauen vor und in der Frühschwangerschaft Folsäurepräparate einnehmen.

Vitamine

Vitamine kann der Körper nicht herstellen. Einzige Ausnahme ist das Vitamin D, das unter UV-Einfluss in der Haut gebildet wird. Aufgrund ihrer Löslichkeit unterscheidet man fettlösliche von wasserlöslichen Vitaminen. Fettlösliche Vitamine können im Körper gespeichert werden, während wasserlösliche ständig zugeführt werden müssen. Bei fettlöslichen Vitaminen sind durch übermäßige Aufnahme Vergiftungen möglich, während ein Zuviel an wasserlöslichen Vitaminen einfach ausgeschwemmt wird.

Fettlösliche Vitamine	Wasserlösliche Vitamine
• Vitamin A	• Vitamin C
• Vitamin D	• Vitamin B1, B2, B6, B12
• Vitamin E	• Biotin
• Vitamin K	• Folsäure
	• Niazin
	• Pantothensäure

Bewertung von Abweichungen

↘ Zu Vitamin-A-Mangel kommt es bei chronischen Darmentzündungen, Leber- und Gallenblasenleiden und bei mangelnder Funktion der Bauchspeicheldrüse.
↗ Ein erhöhter Vitamin-A-Spiegel beruht auf ungewollter Überdosierung. Er führt zu trockener, rissiger Haut, Haarausfall, Appetitmangel und Knochenschmerzen.
↘ Vitamin-D-Mangel ist ein Problem bei Säuglingen und alten Menschen, weil diese oft nicht genug an die Sonne kommen. Die Folgen sind Rachitis und Osteoporose. Säuglinge bekommen in der Regel Vitamin-D-Tabletten als Rachitisprophylaxe.
↘ Erhöhte Werte durch übertriebene Aufnahme von Vitamin D äußern sich in Erbrechen, Schwindel und Muskelschwäche.
↘ Vitamin-E-Mangel tritt nur bei Fettverdauungsstörungen auf.
↘ Vitamin-K-Mangel kann durch Leber-Gallenblasen-Leiden und chronische Blutungen verursacht werden.
↘ Der Vitamin-C-Bedarf des Körpers ist in Infektionszeiten, während Schwangerschaft und Stillzeit, bei Stress, nach Operationen und bei Rauchern oft deutlich erhöht.
↘ Vitamin-B1-Mangel kommt relativ häufig vor, weil im Durchschnitt zu wenig Vollkornprodukte und zu viel Zucker, Kaffee, Tee und Alkohol konsumiert werden. Während einer Schwangerschaft, in der Stillzeit und bei schwerer Arbeit ist der Vitaminbedarf erhöht.
↘ Vitamin-B12-Mangel entsteht bei chronischer Magenentzündung, Darmentzündungen und nach Magenoperationen. Die Folge ist Anämie (siehe Seite 110ff.).
↘ Folsäuremangel kommt bei jungen Frauen gelegentlich vor. Bei einer Schwangerschaft kann er zu einer schweren Missbildung (Spina bifida) führen.

Wer viel Tee und Alkohol trinkt oder schwer arbeitet, braucht mehr Vitamin B1 als andere.

Vitamin C ist ein guter Infektionsschutz in Erkältungszeiten. Man sollte das Vitamin jedoch keinesfalls regelmäßig zusätzlich zuführen, da sich der Körper sonst einfach an die hohen Spiegel gewöhnt und die Schutzwirkung damit wegfällt.

Kleine Übersicht über die Vitamine

Vitamine	Hauptquellen	Hauptfunktionen	Mangelerscheinungen
Vitamin A (Retinol)	Gemüse, Milch, Käse	Sehen, Haut, Infektabwehr, Wachstum	Wachstumsstörungen, schuppige, trockene Haut, Nachtblindheit
Vitamin D	Fleisch, Fisch, Pilze	Knochenhärte, Zahnbildung	Entkalkung der Knochen, Rachitis
Vitamin E (Tokopherol)	Gemüse, Leinsamen, Pflanzenöle	Zellschutz	Neurologische Störungen, Muskelschwäche
Vitamin K	Kartoffeln, Hülsenfrüchte, grünes Gemüse	Gerinnung	Verstärkte Blutungsneigung
Vitamin C (Askorbinsäure)	Zitrusfrüchte, Brokkoli, Paprika	Zellschutz, Infektabwehr	Infektanfälligkeit
Vitamin B1 (Thiamin)	Hülsenfrüchte, Getreide, Kartoffeln, Hefe	Energiegewinnung aus Zucker	Verminderte Leistungsfähigkeit, Nervenschäden, Muskelschwund
Vitamin B2 (Riboflavin)	Getreidekeime, Milch, Käse, Hefe	Energiegewinnung aus Fett und Eiweiß, Zellaufbau	Rissige Lippen, Blutarmut, Sehstörungen

Kleine Übersicht über die Vitamine

Vitamine	Hauptquellen	Hauptfunktionen	Mangelerscheinungen
Vitamin B6 (Pyridoxin)	Fisch, Kartoffeln, Getreide, Paprika, Hefe	Eiweißstoffwechsel	Nervöse Störungen, Hautprobleme, Nervenentzündungen
Vitamin B12 (Kobalamin)	Fisch, Milch, Milchprodukte, Käse	Blutbildung, Magensaft, Magenschleimhaut	Blutarmut, Müdigkeit, brennende Zunge
Niazin (Vitamin B3)	Hefe, Huhn, Milchprodukte, Fisch, Vollkornbrot	Nerven, Haut, Schleimhaut	Kopfschmerzen, Durchfall, Müdigkeit, Depressionen, Hautentzündung
Pantothensäure	Getreide, Brokkoli, Hülsenfrüchte, Hefe	Haare, Haut, Stoffwechsel	Nicht bekannt
Folsäure	Weizen, Weizenkeime, Gerste, Hülsenfrüchte	Zellteilung, Blutbildung	Missbildungen, Blutarmut, Schleimhautveränderungen
Biotin (Vitamin H)	Sojabohnen, Spinat, Eigelb, Hefe	Stoffwechsel	Schuppige Haut, Hautentzündungen (selten)

Bei sehr eiweißreicher Ernährung, in Wachstumsphasen, Kälteperioden, Schwangerschaft und Stillzeit und bei Behandlung mit Epilepsiemedikamenten ist der Bedarf an Vitamin B6 erhöht.

Bedarf an Spurenelementen und Vitaminen

Ausgewogene Ernährung bedeutet in den Industrieländern im Prinzip: Weniger Fleisch, mehr Obst und Gemüse, mehr Vollkornprodukte, weniger Alkohol, kein Nikotin.

Gesunde Erwachsene in den Industrieländern brauchen in der Regel keinen Mangel an Spurenelementen und Vitaminen zu befürchten, wenn sie sich ausgewogen und vollwertig ernähren. Ausnahmen bestehen für Fluor, Jod und bei Frauen und Kindern für Eisen. Die zusätzliche Einnahme von Mineralien oder Vitaminpräparaten ist deshalb überflüssig oder sogar schädlich. Auch bei den wasserlöslichen Vitaminen wirkt sich eine regelmäßige Einnahme über längere Zeit negativ aus, da sich der Körper daran gewöhnt. In Wachstumsphasen, während der Schwangerschaft, der Stillzeit oder bei Leistungssport, bei einseitiger Ernährung, Magersucht, Alkoholismus, gestörter Nährstoffaufnahme oder chronischen Infektionen können jedoch Mangelsituationen auftreten. Bei Verdacht auf eine Störung kann eine Überprüfung der Blutspiegel hilfreich sein. Bei den Vitaminen besitzen jedoch nur die Werte für Vitamin D, Vitamin B12 und Folsäure eine ausreichende Aussagekraft.

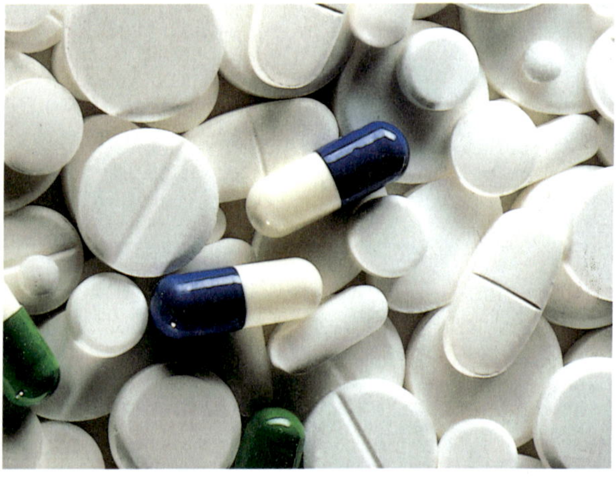

Vitamine sollten dem Körper nicht nur durch Tabletten oder Kapseln zugeführt werden – sehr viel besser sind frisches Obst und Gemüse.

Blutgasanalyse

Mit einer Blutgasanalyse werden der Säure-Basen-Haushalt und der pH-Wert des Bluts gemessen, der essenziell für die Funktion aller Zellen ist. Der normale pH-Wert liegt bei 7,4. Zuständig für seine Konstanz sind die Puffersäure Kohlendioxid (CO2) und die Pufferbase Bikarbonat (HCO3), die über die Atmung und die Nieren weitgehend unabhängig von einander in den Säure-Basen-Haushalt eingreifen können. Wichtig ist außerdem der Gesamtpufferbestand des Bluts (Bikarbonat plus Phosphat plus Hämoglobin), der durch einen positiven oder negativen »Base excess« angegeben wird. Die Sauerstoffversorgung des Gewebes lässt sich über den Sauerstoffpartialdruck (pO2) und die Sauerstoffsättigung des Bluts (SO2) messen.

Fällt der pH-Wert ab, spricht man von Übersäuerung (Azidose), steigt er an, von Alkalose. Ist die Veränderung durch eine Störung der Atmung verursacht, nennt man sie respiratorisch, entsteht sie durch Störungen im Stoffwechsel (Durchfall, Erbrechen, Diabetes, Nierenfunktionsstörung), nennt man sie metabolisch. Über das Ergebnis der Blutuntersuchung kann der Arzt die Ursache der Störung erkennen.

Abweichungen des Blut-pH verändern die Zellproteine, stören die Funktion der Enzyme und bringen die Elektrolytverteilung durcheinander, was tödlich ist, wenn es nicht rasch korrigiert wird.

Blutgase in arteriellem Blut

pH	7,37–7,43
pCO_2	35–45 mmHg (Mann)
	32 – 43 mmHg (Frau)
pO_2	65–100 mmHg (= O_2-Partialdruck)
SO_2	90–96 % (= O_2-Sättigung)
HCO2	22–26 mmol/c
Base Excess	-3,0–3,0 mmol/l

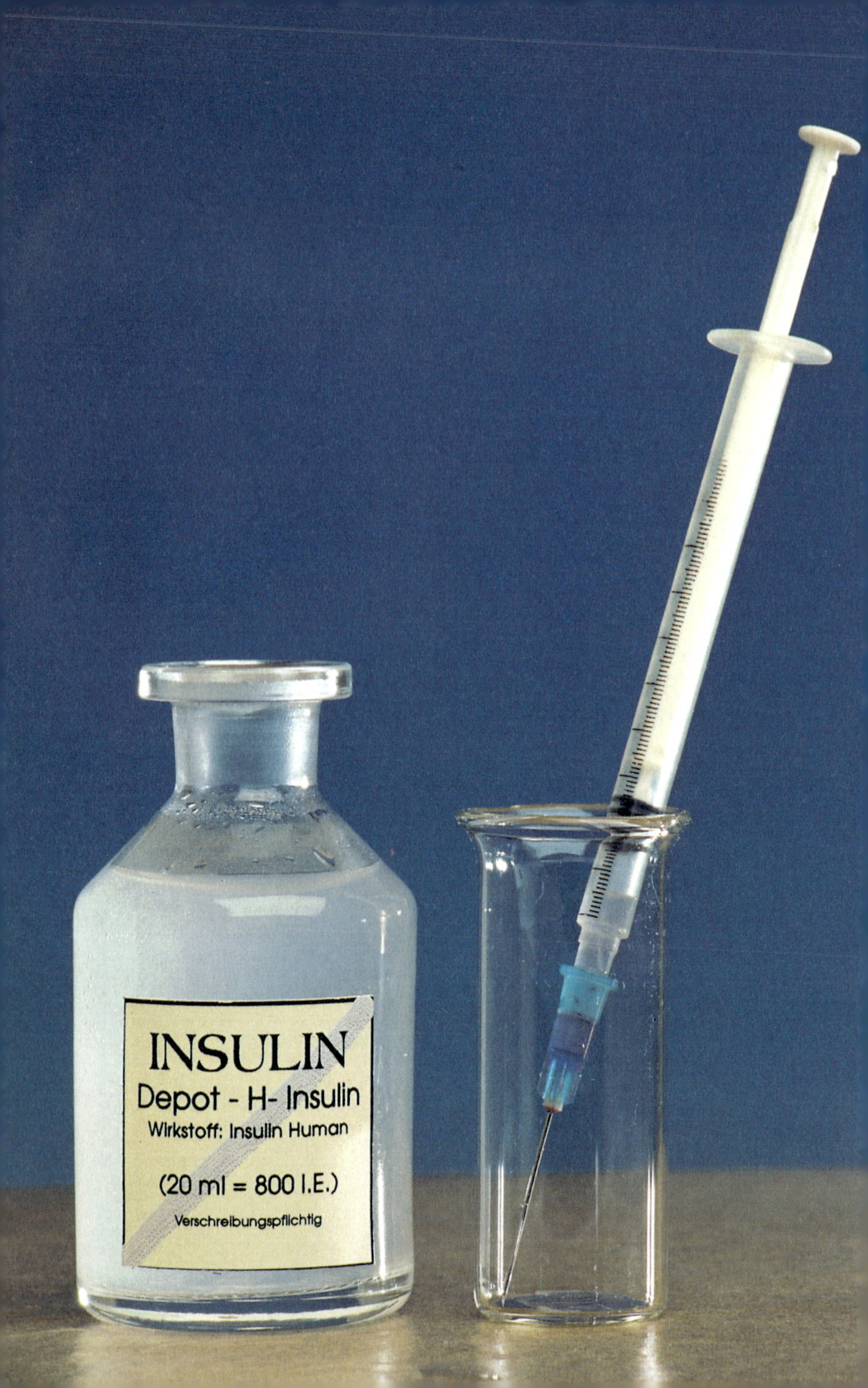
INSULIN
Depot - H- Insulin
Wirkstoff: Insulin Human
(20 ml = 800 I.E.)
Verschreibungspflichtig

Stoffwechsel-störungen

Der Stoffwechsel umfasst alle chemischen Prozesse, die den Stoffaustausch im Organismus vermitteln und Energie aus der Nahrung oder aus im Körper gespeicherten Vorräten gewinnen. Unter Stoffwechselstörungen versteht man Krankheiten, die durch eine übermäßige Nährstoffzufuhr oder eine gestörte Nährstoffverarbeitung verursacht werden.

Wer viele Süßigkeiten isst, wird dick, weil nicht benötigte Glukose vom Körper als Fett gespeichert wird.

Blutzuckerwerte und Diabetes

Glukose ist der zentrale Energieträger unseres Körpers und Baustein zahlloser essenzieller Verbindungen. Die Regulation des Blutzuckerspiegels steht deshalb im Zentrum des gesamten Energiestoffwechsels. Gesteuert wird der Glukosespiegel durch den Verbrauch, der sich z. B. im Muskel bei Arbeit auf das Tausendfache erhöhen kann, und die Leber, die je nach Bedarf Glukose speichern oder bereitstellen kann.

Insulin

Insulin kann als einziges Hormon den Blutzucker senken. Wenn nach einer Mahlzeit große Mengen an Glukose in das Blut strömen und der Blutzuckerspiegel in die Höhe schnellt, wird vermehrt Insulin ausgeschüttet, das dafür sorgt, dass Glukose in Muskel- und Fettgewebe aufgenommen und die Glykogensynthese (Glykogen ist die Speicherform von Glukose) in der Leber erhöht wird, so dass sich die Werte beim Gesunden innerhalb von zwei Stunden wieder normalisiert haben.

Produziert die Bauchspeicheldrüse zu wenig Insulin, muss es dem Körper zusätzlich zugeführt werden.

Auch Eiweiße und Fette können in Glukose umgewandelt werden, wenn Bedarf besteht. Die Leber reagiert jedoch nicht von allein auf die Erfordernisse des Stoffwechsels, sondern wird von verschiedenen Hormonen gesteuert, die den Blutzuckerspiegel heben oder senken.

Die Gegenspieler des Insulins

Sinkt der Blutzuckerspiegel, schüttet die Bauchspeicheldrüse das Hormon Glukagon aus, das durch eine Aktivierung der Leber den Blutzucker erhöht. In Wachstumsphasen und in Stresssituationen ist der Zuckerbedarf des Körpers erhöht. Hier greifen das Wachstumshormon STH und die Hormone Adrenalin und Kortison ein, indem sie den Blutzuckerspiegel heben.

Zuckertests

▸ **Nüchternblutzucker:** Die Bestimmung des Nüchternblutzuckerspiegels ist die Basisuntersuchung für die Kontrolle des Zuckerstoffwechsels. Hierfür entnimmt man dem nüchternen Patienten Blut aus einer Armvene oder einer Fingerspitze und testet mit einer Enzymreaktion den Zuckergehalt des Bluts.

↗ Erhöhte Werte, eine so genannte Hyperglykämie, findet man bei der klassischen Zuckerkrankheit, bei Bauchspeicheldrüsenerkrankungen und bei verschiedenen Störungen der Nebennieren oder der Schilddrüse.

↘ Erniedrigte Werte, Hypoglykämie, sind relativ selten. Man findet sie als Nebenwirkungen einer Zuckertherapie, bei Leberschaden, Alkoholmissbrauch, Nierenschwäche, bei einigen Tumoren der Bauchorgane oder bei Nebennieren- oder Hypophysenausfall.

Nüchternblutzuckerwerte in mg/dl

	Normal	Grenzwertig	Diabetisch
Serum/ Plasma	70–115	115–140	>140
Vollblut/ Fingerspitze	55–100	100–120	>120

Mehrfach erhöhte oder grenzwertige Blutzuckerwerte sprechen für eine Zuckerkrankheit. Sind die Befunde nicht eindeutig, müssen zur Abklärung weitere Untersuchungen durchgeführt werden.

▸ **Zuckerbelastungstest:** Mit dem Zucker- oder Glukosebelastungstest wird gemessen, wie schnell mit der Nahrung aufgenommener Zucker abgebaut wird. Dafür bekommt der Patient eine konzentrierte Zuckerlösung zu trinken, und zwei Stunden später wird der Blutzuckerwert gemessen. Der Wert steigt bei jedem Menschen nach dem Essen deutlich an, bei Diabetikern ist dieser Anstieg jedoch stärker und vor allem der Abfall verlangsamt. Dieser Test dient deshalb speziell zur Überprüfung von nicht eindeutigen Nüchternblutzuckerwerten.

Nüchtern bedeutet, dass man mindestens acht Stunden vorher nicht mehr gegessen und auch keine zuckerhaltigen Getränke getrunken hat.

Blutzucker 120 Minuten nach Belastung

Normal	<140 mg/dl
Eindeutig krankhaft	>200 mg/dl

Die Zuckerkrankheit (Diabetes mellitus)

Ein Mangel an Insulin und ein mangelndes Ansprechen der Körperzellen auf Insulin sind die Hauptursachen für die Zuckerkrankheit. In den westlichen Industrienationen sind etwa sieben Prozent der Gesamtbevölkerung daran erkrankt. Die Krankheit ist erblich, hängt jedoch auch sehr stark von falschen Ernährungsgewohnheiten ab.

Durch Insulinmangel kann der aufgenommene Zucker nicht richtig verarbeitet werden, und die Blutzuckerwerte steigen so stark an, dass der Zucker auch im Urin ausgeschieden wird. Dieser seit langem bekannte Effekt gab der Krankheit auch ihren medizinischen Namen »Diabetes mellitus«, der im Griechischen honigsüßer

Diabetes mellitus ist eine Volkskrankheit. In den Industrienationen sind drei bis vier Prozent der Bevölkerung davon betroffen, und mit zunehmender Überernährung steigen die Zahlen weiter.

Durchfluss bedeutet. Aufgrund der Entstehung und der notwendigen Behandlungsmaßnahmen unterscheidet man grundsätzlich zwei Diabetestypen.

- **Diabetes Typ I oder jugendlicher Diabetes:** Diese Form ist relativ selten (ca. 200 000 Betroffene in Deutschland), betrifft aber oft schon sehr junge Menschen. Aufgrund einer erblichen Veranlagung kommt es unter noch nicht ganz geklärten Umständen zu einer Selbstzerstörung der Insulin produzierenden Zellen in der Bauchspeicheldrüse.
Mit serologischen Methoden lassen sich bei bis zu 90 Prozent der Betroffenen zahlreiche Autoantikörper (Antikörper gegen den eigenen Körper) nachweisen. Außerdem haben fast alle Betroffenen bestimmte Konstellationen von HLA-Antigenen (siehe Seite 107). Typ-I-Diabetiker benötigen lebenslang künstliches Insulin.
- **Diabetes Typ II oder Altersdiabetes:** Diese Form ist sehr häufig (etwa 90 Prozent aller Erkrankungen). Sie ist eine Erkrankung des älteren Menschen und zeigt eine deutliche Abhängigkeit von Überernährung und Bewegungsmangel. Primäre Ursache ist hier nicht der Insulinmangel, sondern eine schlechte Reaktion der Körperzellen auf Insulin. So werden immer höhere Insulinmengen für eine ausreichende Versorgung der Zellen mit Zucker benötigt, was seinerseits zu verstärktem Hungergefühl und einem Kreislauf zunehmender Fettsucht und verringerter Insulinwirkung führt. Erst wenn die Insulinproduktionskapazität der Bauchspeicheldrüse erschöpft ist, wird die Krankheit sichtbar.
Typ-II-Diabetiker sind eigentlich nicht insulinabhängig, da bei ihnen nur das Stoffwechselgleichgewicht gestört ist. Wichtigstes Behandlungsziel bei diesem Typ ist deshalb zunächst die Bekämpfung von Überernährung und Übergewicht.

Folgen einer unbehandelten Zuckerkrankheit sind vor allem generalisierte Schäden an den Blutgefäßen, was bereits nach fünf bis zehn Jahren zu einer sehr starken Arterienverkalkung (Arteriosklerose) und dadurch zu Sehverlust, Nierenschwäche, Unterschenkelgeschwüren, Herzinfarkt und Schlaganfall führen kann.

Symptome einer Zuckerkrankheit

Die ersten Anzeichen einer Zuckerkrankheit werden leicht übersehen:

- Häufiges Wasserlassen
- Starker Durst
- Allgemeine Schwäche und Leistungsminderung

Beim Typ-I-Diabetes sind die Symptome oft nicht mehr zu übersehen; ältere Menschen jedoch haben oft über Jahre hinweg einen erhöhten Blutzuckerspiegel, der erst bei einer Routineuntersuchung zufällig entdeckt wird.

Steigt die Glukosemenge im Blut über 160 bis 180 Milligramm pro Deziliter, wird Glukose mit dem Urin ausgeschieden und ist dort mit einem einfachen Streifentest nachweisbar.

Gesundheitstipps bei erhöhten Blutzuckerwerten

Bei Patienten mit Typ-I-Diabetes kommt es auf eine optimale Balance von Kohlenhydrat- und Insulinzufuhr an, um große Blutzuckerschwankungen zu vermeiden. Übergewichtige Menschen mit Typ-II-Diabetes können meist ohne Medikamente und Insulin auskommen, wenn es ihnen gelingt, ihr Körpergewicht in den Griff zu bekommen und durch Bewegung die Insulinempfindlichkeit der Muskulatur zu erhöhen. Einen guten Anhaltspunkt für das richtige Körpergewicht liefert der Bodymass-Index (siehe Seite 53).

Schlanke Diabetiker kommen häufig nicht ganz ohne Medikamente aus, da ihre Bauchspeicheldrüse meist zu wenig Insulin produziert. Doch auch hier ist eine gesunde Ernährung wichtig, um normale Zuckerwerte zu erreichen.

Ernährungstipps

Die Diabetesdiät wäre auch für jeden Gesunden die richtige Ernährung.

▸ Sparen Sie mit Fett, um abzunehmen, und achten Sie auf die Art des Fetts: Die meisten Menschen nehmen zu viel tierisches Fett zu sich.

Neben der Menge kommt es bei Diabetes auch auf die Art der aufgenommenen Kohlenhydrate an. Zucker aus Getreide, Gemüse und Hülsenfrüchten ist besonders günstig, da er langsam und gleichmäßig aufgenommen wird.

Fette sollten 30 Prozent der täglichen Energiezufuhr nicht überschreiten, wobei die Hälfte aus einfach ungesättigten Fettsäuren wie Olivenöl, Rapsöl oder Erdnussöl bestehen sollte. Die andere Hälfte darf aus gesättigten Fetten (tierischen Fette, Kokosfett) und mehrfach ungesättigten Fetten, wie Maiskeim-, Sonnenblumen- oder Distelöl, zusammengesetzt sein (siehe auch Seite 52).

▸ Der Eiweißanteil des Essens sollte zwischen 10 und 20 Prozent liegen, eine Menge, die in den Industriestaaten in der Regel deutlich überschritten wird. Statt zu Fleisch oder Milchprodukten sollten Sie öfter zu Fisch greifen, da dieser hilft, den Anteil an gesättigten Fetten zu senken.

▸ Obst, Gemüse, Salat, Hülsenfrüchte und Vollkornprodukte sollten den Hauptbestandteil Ihrer Ernährung und Ihrer Energiezufuhr ausmachen, denn diese sind reich an Ballaststoffen, Mineralien und Vitaminen.

Einen besonders niedrigen Blutzuckeranstieg verursachen Lebensmittel wie Hülsenfrüchte, Haferflocken, Nudeln und Reis.

▸ Ein Diabetiker muss nicht ganz auf Haushaltszucker verzichten, muss ihn aber in Mahlzeiten »verpacken«. Zuckerhaltige Getränke sind nicht erlaubt.

Günstiger ist jedoch allemal die Verwendung von Fruchtzucker (Fruktose) oder von Süßstoffen, deren Verbrauch nicht von Insulin gesteuert wird.

Ausreichende Bewegung

Regelmäßige körperliche Betätigung hilft, überschüssiges Fett durch Muskelarbeit zu verbrennen. Außerdem erhöht Bewegung die beim Typ-II-Diabetiker reduzierte Empfindlichkeit der Muskelzellen für Insulin und hilft so, den erhöhten Insulinbedarf zu senken.
Nichts ist jedoch gefährlicher als plötzliche Gewaltanstrengungen. Beginnen Sie langsam und in kurzen Einheiten, und steigern Sie Ihr Leistungsvermögen durch regelmäßiges Training.

Selbst Leistungssport ist für Diabetiker möglich, wenn ihre Werte gut eingestellt sind. Allerdings besteht immer die Gefahr eines gefährlichen Unterzuckers. Nehmen Sie deshalb beim Sport oder in Stresssituationen immer einen Notfalltraubenzucker mit.

Kontrolle der Zuckereinstellung

Eine optimale Annäherung der Blutzuckerwerte an die Normalwerte ist entscheidend, um Folgeschäden zu vermeiden. Regelmäßige Kontrollen des Blutzuckerspiegels sind deshalb unerlässlich. Zwei Tests ermöglichen hier den Überblick:

- Das **Blutzuckertagesprofil:** Bei einer Therapie mit Insulin oder Zuckermedikamenten schwankt der Blutzuckerspiegel im Lauf eines Tages so stark, dass eine mehrfache Kontrolle notwendig ist.
Zu diesem Zweck misst man morgens einen Nüchternwert und dann zwei bis drei weitere Male jeweils eine Stunde vor und nach den Mahlzeiten.
- **Hämoglobin-A1c:** Der Prozentsatz des roten Blutfarbstoffs, an dem ein Glukosemolekül gebunden ist, gibt als »Blutzuckergedächtnis« Auskunft über die mittleren Blutzuckerwerte der letzten ein bis zwei Monate. Eine Erhöhung des Hb-A1c um ein Prozent entspricht dabei in etwa einem im Durchschnitt um 30 Prozent erhöhtem Blutzuckerspiegel.
- Normalwerte des Hb-A1c: unter 6,5 Prozent
- Gute Diabeteseinstellung: bis 8,0 Prozent

Blutfette und Arteriosklerose

Die wichtigsten Rollen in Bezug auf Ursache und Prognose von Gesundheitsschäden beim Menschen spielen Cholesterin und Triglyzeride. Das mit Mineralien vermischte Cholesterin zerstört die Blutgefäße so, dass sie aussehen wie massiv verkalkte Wasserleitungen.

Fette (Lipide) sind neben Kohlenhydraten und Proteinen wichtige Energielieferanten unseres Körpers und als Baustoff und zur Energiespeicherung unersetzlich. Abgesehen von den essenziellen Fettsäuren und den fettlöslichen Vitaminen ist eine Aufnahme durch die Nahrung jedoch nicht unbedingt notwendig, da sie vom Körper aus Kohlenhydraten aufgebaut werden können. Ständig erhöhte Fettspiegel (Hyperlipidämie) durch eine gestörte Fettverarbeitung im Körper oder durch erhöhte Fettzufuhr, wie sie in den Industrienationen die Regel ist, führen zu erheblichen Gesundheitsschäden, denn die Fettsubstanzen lagern sich in den Wänden der Blutgefäße ab und verursachen die Gefäßverkalkung (Arteriosklerose) mit ihren Folgeerkrankungen. Sie sind somit Hauptrisikofaktoren für Herz-Kreislauf-Erkrankungen wie Herzinfarkt und Schlaganfall.

Cholesterin

Cholesterin ist ein tierisches Fett. Im menschlichen Organismus ist es wichtiger Baustein der Zellwände, Grundgerüst für zahlreiche Hormone wie z. B. Sexualhormone und Kortison, Ausgangssubstanz für die Bildung von Vitamin D und Gallensäuren.
Nur ein Teil des Cholesterins gelangt über die Nahrung in den Körper. Fast 75 Prozent werden in der Leber aus Vorstufen synthetisiert. Ein Verzicht auf Cholesterin führt deshalb nicht immer zu dem erhofften Abfall der Cholesterinwerte. Dann ist zusätzlich zur Diät eine medikamentöse Behandlung mit so genannten Lipidsenkern nicht zu umgehen. Meistens lassen sich jedoch durch Reduktion der Nahrungsfette die Blutfette auf ungefährliche Werte senken.

Triglyzeride

Die Triglyzeride (Neutralfette) dienen den Zellen als hochwertiger (energiereicher) Brennstoff. Sie werden überwiegend mit der Nahrung aufgenommen. Allerdings bildet auch die Leber Triglyzeride aus Glukose, wenn ihre Zuckerspeicher aufgefüllt sind.
Da Triglyzeride den überwiegenden Anteil an den Nahrungsfetten haben und außerdem auch bei kohlenhydratreicher Ernährung vermehrt produziert werden, führen diätetische Maßnahmen hier in der Regel schnell zu deutlicher Besserung der Blutfettwerte.

Neben erhöhten Cholesterin- und Triglyzeridwerten sind Fettsucht, Bluthochdruck, Diabetes mellitus, Rauchen, Stress und Bewegungsmangel Risikofaktoren für die Arteriosklerose, die man ausschalten kann.

Lipoproteine

Da Fette in wässrigen Flüssigkeiten wie dem Blut kaum löslich sind, werden sie im Blut in Form von Kugeln aus Proteinen und Fetten transportiert. Diese Gefüge aus Fett und Protein werden als Lipoproteine bezeichnet. Sie erfüllen eine wichtige Funktion im Fettstoffwechsel und besitzen eine große Aussagekraft in Bezug auf das Risiko für Herz-Kreislauf-Erkrankungen.
In Abhängigkeit von ihrem Gehalt an Fetten, ihrer Dichte und ihrer Größe unterscheidet man im Wesentlichen vier Typen von Lipoproteinen mit unterschiedlicher Stoffwechselfunktion:

- Unter **Chylomikronen** versteht man die großen Lipoproteine, die das Nahrungsfett von den Darmzellen zur Leber transportieren.
- **VLDL** (very low density lipoproteins) sind Lipoproteine, in denen vor allem die in der Leber gebildeten Triglyzeride im Blut transportiert werden.
- **LDL** (low density lipoproteins) entstehen aus VLDL dadurch, dass die transportierten Triglyzeride zunehmend verbraucht werden. Sie werden als »böse« Lipo-

proteine bezeichnet, denn sie enthalten große Mengen an Cholesterin und führen zu Arteriosklerose.

- Die **HDL** (high density lipoproteins) hingegen gelten als »gute« Lipoproteine, die vor einer Arteriosklerose schützen, denn sie enthalten kaum Fette.

LDL- und HDL-Lipoproteine, weniger die Chylomikronen und VLDL, sind für die Diagnostik interessant und aussagekräftig. Ein weiteres Lipoprotein, das so genannte LP (a), stellt einen zusätzlichen Risikofaktor für lokale Gefäßverschlüsse dar und sollte deshalb vor allem bei erhöhten LDL-Werten untersucht werden.

Eine Veranlagung für hohe Blutfettwerte kann angeboren sein. Wer also Familienangehörige mit erhöhten Fettwerten hat, sollte seine eigenen Werte regelmäßig kontrollieren lassen. Durch sorgfältige Beachtung der Ernährungsregeln und ausreichend Bewegung lässt sich eine Arteriosklerose dann oft vermeiden.

Untersuchung der Blutfettwerte

Für eine Routineuntersuchung der Blutfettwerte ist eine Bestimmung der Triglyzeride und des Gesamtcholesterins zunächst ausreichend. Bei grenzwertigen Befunden oder bei zusätzlichen Risikofaktoren (Bluthochdruck, Rauchen, Übergewicht, Diabetes, Lebensalter über 45 Jahre, Bewegungsmangel) müssen zusätzlich die Werte für LDL- und HDL-Cholesterin und das Lipoprotein LP (a) bestimmt werden. Da HDL einen Schutzeffekt gegen Arteriosklerose besitzt, wird zur Be-

Normalwerte für Blutfette

Blutfette	Alter/Geschlecht	Menge
Triglyzeride		<200 mg/dl
Cholesterin (gesamt)	20–30 Jahre	<200 mg/dl
	30–40 Jahre	<220 mg/dl
	> 40 Jahre	<240 mg/dl
LDL-Cholesterin		<160 mg/dl
HDL-Cholesterin	Frauen	>65 mg/dl
	Männer	>55 mg/dl
LP (a)		<25 mg/dl

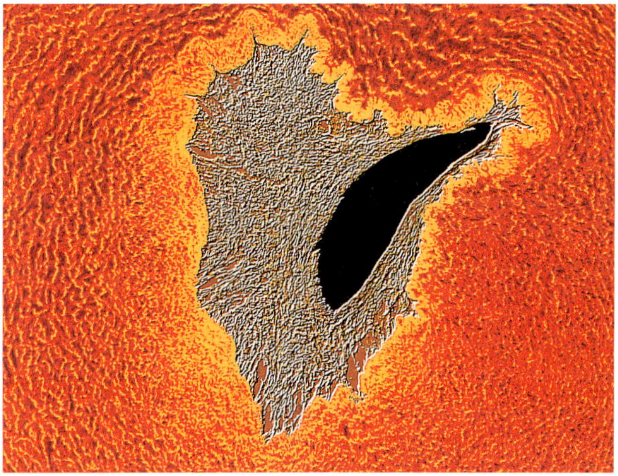

Zu viel Cholesterin im Blut setzt sich als Belag an den Arterienwänden ab – die Gefäßverkalkung (Arteriosklerose) beginnt.

urteilung des Arterioskleroserisikos auch der Quotient aus LDL- und HDL-Cholesterin herangezogen. Dieser Quotient sollte unter 3,5 betragen, bei Patienten mit Arteriosklerose sogar unter 2,0. Gefährlich sind LDL-Werte über 180 Milligramm pro Deziliter und HDL-Werte unter 45 für Frauen und unter 35 für Männer.

Besonders gefährlich ist ein erhöhtes LDL-Cholesterin bei gleichzeitig niedrigem HDL-Cholesterin-Wert.

Blutfettwerte senken

Um das Risiko zu verringern, an einer Herz-Kreislauf-Erkrankung zu sterben oder an den Folgen von Gefäßverkalkung zu leiden, sollten Sie Ihre Blutfette regelmäßig kontrollieren lassen und bereits bei geringen Abweichungen mit einer Anpassung Ihrer Ernährung und Ihrer Lebensweise reagieren.

- Reduzieren Sie Ihren Fettverzehr auf 30 Prozent aller Kalorien. Da tierische Fette einen starken Einfluss auf den Cholesterinspiegel haben und in den Industrienationen meist in viel zu großen Mengen verzehrt werden, sollten Sie hier die größten Einschnitte machen. Gefährlich sind vor allem versteckte Fette und Cholesterin in Fleisch, Wurst, Milch, Käse, Eiern, Innereien und Süßigkeiten. Auch beim Kochen und Braten sollten Sie auf tierische Fette (Butter, Schmalz, Speck) möglichst verzichten. Keine Alternative sind jedoch gehärtete Pflanzenfette (z. B. Margarine), da sie ebenfalls den Cholesterinspiegel erhöhen.

Fettsäuren werden anhand der Art der Verbindung zwischen den einzelnen Atomen in gesättigte (keine Doppelbindung), einfach (eine Doppelbindung) und mehrfach ungesättigte Fette unterteilt. Tierische Fette sind in der Regel gesättigt.

- Erhöhen Sie Ihren Fischverzehr. Magerfische sind gute Eiweißlieferanten, und Fettfische wie Makrele, Thunfisch, Hering und Lachs enthalten große Mengen an Omega-3-Fettsäuren, die vor Arteriosklerose schützen.
- Erhöhen Sie den Anteil an pflanzlichen Fetten. Nehmen Sie zum Kochen und Braten vor allem pflanzliche Fette mit einfach und mehrfach ungesättigten Fettsäuren. Etwas mehr als die Hälfte des Verbrauchs sollte aus einfachen ungesättigten Fettsäuren (z. B. Olivenöl, Rapsöl, Erdnussöl) bestehen, da zu hohe Mengen mehrfach ungesättigter Fettsäuren (Maiskeim-, Soja-, Sonnenblumen-, Distelöl) eine Arteriosklerose fördern.
- Essen Sie mehr Stärke, Vollkornprodukte, Obst und Gemüse. Wenigstens die Hälfte Ihrer Energiezufuhr sollte daraus bestehen. Äpfel, Birnen, Beeren, Haferflocken und Hülsenfrüchte sollten daher regelmäßig verzehrt werden, denn sie enthalten cholesterinsenkende Ballaststoffe.
- Bewegen Sie sich regelmäßig.
- Auch Stress führt zu einer deutlichen Erhöhung der Cholesterinwerte. Sie sollten deshalb versuchen, sich öfter und regelmäßig zu entspannen.
- Reduzieren Sie den Nikotinkonsum, denn Rauchen senkt den schützenden HDL-Spiegel.
- Bei Übergewicht sollten Sie unbedingt abnehmen.
- Reduzieren Sie Ihren Alkohol- und Zuckerkonsum, denn überschüssiger Zucker wird als Fett gespeichert.

Der Bodymass-Index (BMI)

Über die Formel »Gewicht (in Kilogramm) / Größe² (in Meter²) = BMI« können Sie recht genau Ihren Ernährungszustand berechnen. Bei einem Gewicht von 70 Kilogramm und einer Körpergröße von 1,70 Metern ergibt sich z. B.:

$$\frac{70}{1{,}70 \times 1{,}70} = 24{,}2$$

- BMI 19 bis 25: Normalgewicht
- BMI ab 30: deutliches Übergewicht
- BMI größer als 35: starkes Übergewicht mit hohem Risiko für Herz-Kreislauf-Erkrankungen

Erhöhte Triglyzeride sind meist die Folge von Übergewicht, Alkoholmissbrauch und Diabetes. Hier bringt eine drastische Einschränkung von Zucker, Alkohol und Fettverbrauch die schnellsten Erfolge.

Harnsäure und Gicht

Jede Zelle unseres Körpers enthält einen Kern, in dem die Erbinformation zur Produktion aller körpereigenen Substanzen gespeichert ist. Verschlüsselt ist diese Erbinformation in Form von Nukleinsäuren, der DNA und RNA, die ihrerseits aus Ketten kleinster Bausteine, den so genannten Purinen, aufgebaut sind.

Werden Purine abgebaut, entsteht Harnsäure, die als Stoffwechselendprodukt zu zwei Dritteln über die Nieren und zu einem Drittel über den Darm ausgeschieden wird. Normalerweise werden auf diese Weise täglich bis zu 800 Milligramm Harnsäure aus dem Körper entfernt. Ein Teil der Harnsäure entsteht durch natürliche Ab- und Umbauvorgänge im Körper. Die größte Menge stammt jedoch aus der Ernährung. Besonders harnsäurereich sind Fleisch und Innereien. Die Normalwerte für Harnsäure im Blut betragen 3,5 bis 7,0 Milligramm pro Deziliter für Männer und 2,5 bis 6,0 für Frauen.

↗ Eine Erhöhung der Harnsäurewerte im Blut auf über 6,4 Milligramm pro Deziliter wird als Hyperurikämie bezeichnet. Sie ist eine typische Erkrankung der Wohlstandsgesellschaft, während sie in Notzeiten kaum vorkommt. In den Industrieländern leiden zurzeit etwa 20 Prozent der Männer an einer Hyperurikämie.

Achtung, manche Diuretika (entwässernde Medikamente) hemmen die Harnsäureausscheidung!

Zu einer Erhöhung der Harnsäurewerte kommt es meist durch eine Kombination aus einem Überangebot von Nahrungspurinen und einer angeborenen Stoffwechselstörung (primären Hyperurikämie). So genannte sekundäre Hyperurikämien sind die Folge von Krankheiten oder Therapieformen, bei denen massiv Zellen abgebaut werden, wie z. B. Leukämie, Tumoren, Chemotherapie oder Bestrahlung, radikale Fastenkuren, Alkoholmissbrauch und eingeschränkte Nierenfunktion. Übergewicht, Diabetes mellitus, Bluthochdruck und Fettstoffwechselstörungen sind zusätzliche Risikofaktoren für eine Hyperurikämie. Da Blut und Gewebsflüssigkeit nur eine gewisse Menge an Harnsäure lösen können, lagern sich bei Harnsäurespiegeln über 6,4 Milligramm pro Deziliter vor allem in den Gelenken, unter der Haut und in den Nieren Harnsäurekristalle ab.

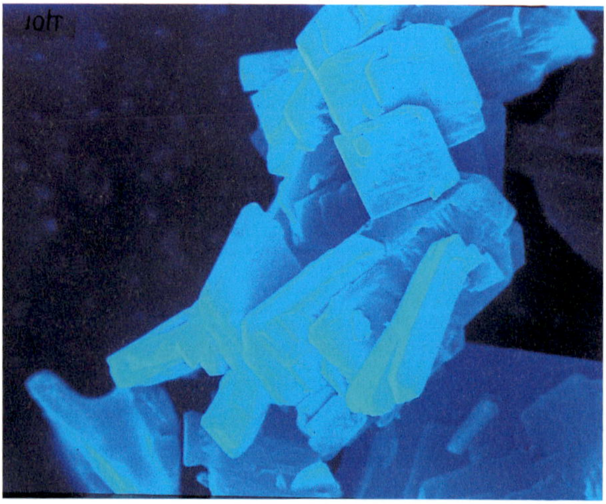

Steigt der Harnsäurespiegel über den Normalbereich, lagern sich Harnsäurekristalle in den Gelenken ab.

Gicht

- Unter Gicht versteht man die Ablagerung von Harnsäurekristallen in Gelenken und unter der Haut, wo sie als harte Schwellungen, so genannte Gichtknoten oder Tophi, gefühlt werden können.
- Unter Gicht leiden fast ausschließlich Männer. Meist liegt dem Leiden eine angeborene Veranlagung zugrunde. Die Gicht gilt jedoch auch als typische Zivilisationskrankheit, denn für den Ausbruch der Krankheit sind in hohem Maß falsche Ernährungsgewohnheiten verantwortlich.
- Das klassische Erscheinungsbild der Gicht ist der plötzliche, meist nächtliche Schmerzanfall in einer großen Zehe mit deutlicher Rötung und Schwellung, der meistens nach einer opulenten Mahlzeit und übermäßigem Alkoholgenuss auftritt. Sehr viel häufiger verläuft die Erkrankung heute jedoch lange Zeit nahezu symptomlos. Werden erhöhte Harnsäurewerte nicht behandelt, kommt es jedoch zur dauerhaften Zerstörung und Verformung der Gelenke, zur Bildung von Nierensteinen und Schädigung der Nieren. Auch Bluthochdruck kann sich als Folge von geschädigten Nieren einstellen.
- Gicht findet man häufig bei Menschen, die auch unter Übergewicht, erhöhten Blutfettwerten, Diabetes mellitus und Bluthochdruck leiden.

Männer neigen sehr viel stärker zu erhöhten Harnsäurespiegeln und erkranken deshalb auch häufiger an Gicht.

Harnsäurewerte senken

Behandlung und Kontrolle erhöhter Harnsäurewerte gehören in die Hand eines erfahrenen Arztes. Eine spezielle Diät ist bei Harnsäurewerten bis 9 Milligramm pro Deziliter jedoch die einzige und entscheidende Therapie. Erst bei höheren Werten und Schmerzen werden zusätzlich harnsäuresenkende Medikamente eingesetzt.

Wichtige Diätregeln bei Hyperurikämie

▶ Trinken Sie mindestens 1,5 Liter Wasser oder milde Kräutertees am Tag, um die Ausscheidung anzuregen.

▶ Normalisieren Sie sehr langsam, aber stetig Ihr Körpergewicht.

▶ Fasten führt jedoch zu einer Erhöhung des Harnsäurespiegels, so dass Sie besonders viel trinken und in dieser Phase eventuell zusätzlich Medikamente einnehmen müssen.

▶ Essen Sie fleischarm und fischarm, und verzichten Sie möglichst vollständig auf Innereien (Leber, Niere, Bries), Fischkonserven, Hummer, Fleischextrakt, Erbsen, weiße Bohnen und Linsen.

Kann der Harnsäurespiegel über eine Diät nicht ausreichend gesenkt werden, oder leiden Sie unter einem Gichtanfall, wird Ihr Arzt Ihnen Medikamente verschreiben, die entweder die Harnsäurebildung verhindern oder die Ausscheidung erhöhen.

Erlaubt sind:

▶ Täglich 100 Gramm Fisch, Fleisch oder Wurst

▶ Milchprodukte und Soja

▶ 1 Glas Wein oder Bier

▶ Tee, Kaffee, Wasser

▶ Verzichten Sie weitgehend auf Alkohol, da starker Alkoholgenuss vorübergehend die Harnsäureausscheidung hemmt und so einen Gichtanfall auslösen kann.

▶ Bewegen Sie sich reichlich.

▶ Vermeiden Sie Stress.

Das Ziel einer Diät oder einer medikamentösen Therapie ist die dauerhafte Senkung des Harnsäurewerts auf 5,0 bis 5,5 Milligramm pro Deziliter.

Kalzium und Osteoporose

Die Knochen, das Stützgerüst unseres Körpers, bestehen zum größten Teil aus den Mineralien Kalzium und Phosphat, die dort als Kalziumphosphat gespeichert sind und Härte und Stabilität des Knochens bestimmen.

Der Knochenstoffwechsel

Dieses Kalziumphosphat ist jedoch nicht, wie man meinen könnte, auf Dauer in den Knochen gebunden, sondern wird im Rahmen eines Knochenstoffwechsels permanent ausgetauscht. Verantwortlich für diese Vorgänge sind im Wesentlichen das in den Nebenschilddrüsen gebildete Parathormon, Kalzitonin aus der Schilddrüse und das unter Lichteinfluss in der Haut gebildete Vitamin D. Zusätzlich haben jedoch auch Kortikoide (Nebennierenhormone), Östrogene, Schilddrüsenhormone, Sport und Bewegung sowie die Ernährung einen bedeutenden Einfluss auf Knochenauf- oder -abbau.

Bei Frauen nach der Menopause ist die Einnahme von Östrogen das beste Mittel gegen Knochenschwund. Zusätzlich muss jedoch auf kalziumreiche Ernährung geachtet werden.

Osteoporose

Osteoporose oder Knochenschwund gilt als eine der häufigsten Volkskrankheiten, vor allem in der zweiten Lebenshälfte. Vitamin-D-Mangel oder Kalziummangel kann dabei den Knochenabbau begünstigen; die Knochen entkalken und verlieren dadurch sehr schnell an Stabilität.

Osteoporose führt dabei neben Schmerzen und einer Verkrümmung der Wirbelsäule zu den gefährlichen Schenkelhalsbrüchen älterer Menschen. Es handelt sich um eine allgemeine Veränderung des Skeletts mit Entkalkung und einer Umstrukturierung der Knochenbälkchen. Im weiteren Verlauf können brüchige, instabile Knochen entstehen, die bereits bei kleinen Belastungen brechen. Die Folgen dieser erhöhten Brüchigkeit sind schon heute ein weit verbreitetes Problem, und es wird davon ausgegangen, dass sich die Zahl der Osteoporosekranken durch die zunehmende Lebensdauer und falsche Ernährung in den kommenden Jahren noch deutlich erhöhen wird.

Frauen sind stärker betroffen

Knochenabbau ist ein natürlicher Alterungsprozess. Ab dem 40. Lebensjahr verringert sich die Knochenmasse um etwa ein Prozent im Jahr. Die Knochensubstanz von Frauen bleibt bis zur Menopause relativ unverändert. Mit der Menopause kommt es jedoch häufig zu einem schubartigen Knochenabbau, da der schützende Effekt des Östrogens sich stark reduziert. Da Frauen eine geringere Knochenmasse haben als Männer, führt dieser Effekt neben einer höheren Lebenserwartung dazu, dass eine behandlungsbedürftige Osteoporose bei Frauen häufiger auftritt.

Sein individuelles Osteoporoserisiko bildet man sich über sein ganzes Leben durch Ernährung, Aktivität, Genussmittelkonsum (Alkohol), Krankheiten (wie chronische Darmentzündungen, Magenoperationen, Leber- und Bauchspeicheldrüsenerkrankungen) und Medikamente wie Kortison.

Weitere Gründe

Auch erbliche Gründe und verschiedene Krankheiten (rheumatische Erkrankungen, Schilddrüsenüberfunktion, Verdauungsstörungen, Colitis ulcerosa und Morbus Crohn), Bettlägerigkeit oder eine Kortisontherapie spielen eine Rolle für das Auftreten von Osteoporose. Neben diesen Faktoren sind es jedoch vor allem Ernährungs- und Lebensgewohnheiten, die im Lauf des Lebens zur Entwicklung einer Osteoporose führen.

Diagnose der Osteoporose

Laborwerte spielen keine große Rolle in der Diagnostik der Osteoporose. Sie dienen vor allem zum Ausschluss anderer eventuell bösartiger Ursachen des Knochenschwunds. Kalzium und Phosphat liegen meist im Normbereich. Die alkalische Phosphatase (AP), ein Enzym des Knochenstoffwechsels, kann leicht erhöht sein.

Von großer Bedeutung ist hingegen neben der klinischen Untersuchung die Messung der Knochendichte (Densitometrie).

Vorbeugen gegen Osteoporose

Die Vorbeugung gegen Osteoporose muss bereits in der frühen Kindheit beginnen, da die Knochenmasse nur bis ins junge Erwachsenenalter zunehmen kann. Was bis dahin versäumt wurde, lässt sich kaum mehr nachholen. Kalziumreiche Ernährung während des ganzen Lebens und regelmäßiger Sport ab dem Kindesalter sind die zwei entscheidenden Möglichkeiten, einer Osteoporose im Alter vorzubeugen. Auch bei bereits eingetretenem Knochenschwund lässt sich dadurch eine Verbesserung erreichen. Allerdings kann man in diesem Fall auf Medikamente oft nicht ganz verzichten. Neben Bewegung, frischer Luft, Sonne und Nikotinverzicht sollten Sie sich folgende Ernährungsziele setzen:

- 1000 Milligramm Kalzium pro Tag
- In Wachstumsphasen und während Stillperioden sogar 1500 Milligramm
- Ausreichend Vitamin D (80 Prozent der Bewohner von Altersheimen haben einen deutlichen Vitaminmangel)
- Untergewicht vermeiden
- Übermäßige Zufuhr von Eiweiß, Kochsalz, Koffein und Alkohol vermeiden

Wer frische Milchprodukte nicht verträgt, muss auf Kalzium nicht verzichten, auch in allen vergorenen Milchprodukten ist es genauso reichlich vorhanden.

Während die Kalziumzufuhr bei kleineren Kindern häufig noch ausreichend ist, erreichen nur noch 15 Prozent der Teenager ihr Kalziumsoll. Vor allem Colagetränke sind Kalziumräuber. Der hohe Colakonsum von Jugendlichen führt inzwischen bereits bei 20-Jährigen zu Osteoporose.

Besonders kalziumhaltige Lebensmittel

1 Tasse Milch	150 ml	180 mg Kalzium
1 Becher Joghurt	150 g	150 mg Kalzium
1 Schüssel Quark	150 g	130 mg Kalzium
Hartkäse	100 g	1000 mg Kalzium

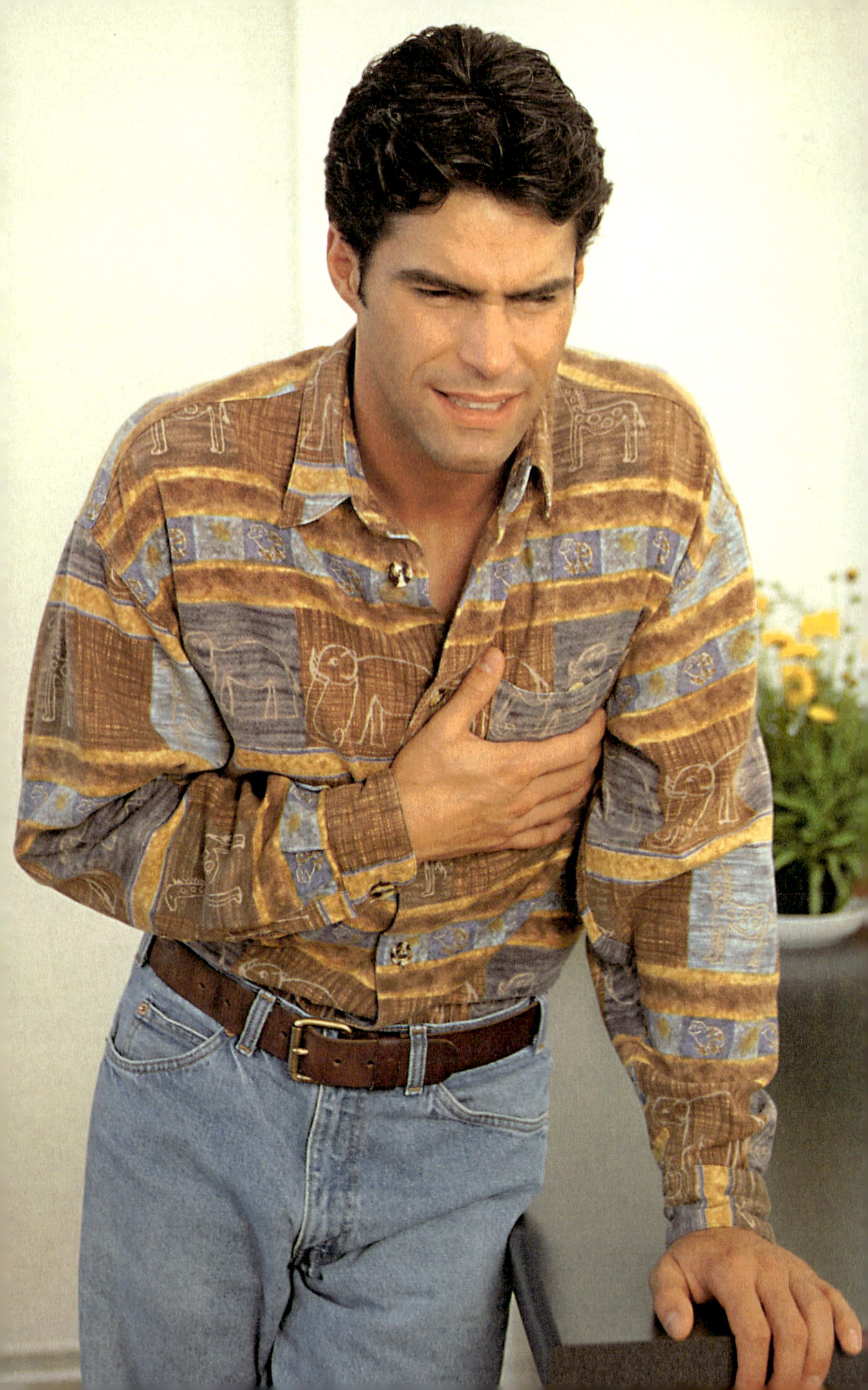

Alarmsignale kranker Organe

Da das Blut als Transport- und Austauschmittel mit allen Organen in Verbindung steht, lassen sich Organerkrankungen an den Blutwerten erkennen, insbesondere der Nieren und der Leber, den Ausscheidungs- und Entgiftungsorganen. Aber auch ein Herzinfarkt kann mittels der Blutwerte beurteilt und kontrolliert werden.

Jeden Tag werden ca. 150 Liter Blut in den Nieren gefiltert. Der größte Teil der gereinigten Flüssigkeit wird jedoch normalerweise zurückgewonnen und gelangt wieder in die Blutgefäße.

Nierenwerte

Die Nieren sitzen wie zwei große Filter im Blutkreislauf und regulieren Wasser- und Salzhaushalt unseres Körpers. Auch der pH-Wert des Bluts wird wesentlich von den Nieren reguliert. Die zweite entscheidende Funktion ist die Ausscheidung von Stoffwechselendprodukten und anderen Schadstoffen, die den Körper vergiften würden, während die Ausscheidung wertvoller Blutbestandteile wie Aminosäuren und bestimmter Mineralien von den gesunden Nieren verhindert wird.

Jede Niere besteht zu diesem Zweck aus etwa einer Million winziger Filter, den Glomerula, und einem daran anschließenden System von ab- und aufsteigenden Kanälchen, den Nierentubuli.

Fließt Blut in die Nieren, werden alle kleinen gelösten Bestandteile abgepresst, Blutkörperchen, Blutplättchen und Eiweiße hingegen zurückgehalten. In dem System der Tubuli wird dieser Urharn dann abhängig von den Bedürfnissen des Körpers stark konzentriert, und vor allem werden verschiedene Salze ins Blut zurücktransportiert, bevor es gereinigt die Nieren wieder verlässt.

Intensive Schmerzen in Brust und Oberbauch können erste Anzeichen eines Herzinfarkts sein.

Die kranke Niere

Bei einer Niereninfektion oder -schädigung kommt es frühzeitig zu Veränderungen im Urin, so dass Laboruntersuchungen des Urins bei jedem Verdacht auf eine Erkrankung der Nieren an erster Stelle stehen.

Bei Ausfall einer Niere kann die andere deren Funktion nahezu vollständig übernehmen. Besonders aufpassen müssen alle Personen, die von Geburt an nur eine Niere besitzen.

Die Nierenwerte im Blut ändern sich hingegen erst bei einer massiven Nierenschädigung, bei der die Nieren mindestens die Hälfte ihrer Ausscheidungsfunktion verloren haben. Jeder Anstieg der Nierenwerte ist deshalb sehr ernst zu nehmen und erfordert eine umgehende ärztliche Behandlung.

▶ Kreatinin ist ein Abbauprodukt aus dem Muskelstoffwechsel, das in den Nieren vollständig ausgeschieden wird.

↗ Erhöhte Kreatininspiegel stehen für eine eingeschränkte Nierenfunktion. Allerdings steigen sie erst an, wenn die Filterleistung der Nieren unter 50 Prozent gesunken ist. Normale Kreatininwerte schließen einen Nierenschaden also nicht aus.

Geringe Nierenfunktionsstörungen können mit der **Kreatinin-Clearance** festgestellt werden. Man bestimmt hierzu den Kreatininwert im Blut und anschließend im über 24 Stunden gesammelten Urin. Aus diesen Werten lässt sich mit Hilfe des Urinvolumens, der Sammelzeit und der Körperoberfläche berechnen, wie viel Blut pro Minute von Kreatinin gereinigt wird.

Die Normalwerte der Nierenfunktion (Serum)

	Männer	Frauen
Kreatinin	0,5–1,1 mg/dl	0,5–0,9 mg/dl
Kreatinin-Clearance	≥110 ml/min	≥95 ml/min
Harnstoff	12–50 mg/dl	

↘ Eine verminderte Kreatinin-Clearance weist auf eine Einschränkung der Nierenfunktion hin und zwingt zu weiteren Untersuchungen.

▶ Harnstoff ist eines der Abbauprodukte des Eiweißstoffwechsels.

↗ Erhöhte Harnstoffwerte treten erst auf, wenn die Filterleistung der Nieren auf ein Viertel gesunken ist. Steigt der Wert in kurzer Zeit, kann eine Dialyse (Blutwäsche) erforderlich sein.

Zusätzliche Untersuchungen, die für die Unterscheidung und Bewertung von Nierenerkrankungen wichtig sein können, sind die Bestimmung der Bluteiweiße, die Bestimmung von Antikörpern gegen Nierengewebe, die Bestimmung der BSG und die Erregernachweise.

Im Urin kann man Erkrankungen und Schädigungen der Nieren zuerst erkennen. Gehen Sie umgehend zu einem Arzt, wenn Sie irgendwelche Auffälligkeiten bemerken.

Nierenschäden vermeiden

Die Niere ist ein »stummes« Organ, d. h., eine Schädigung bleibt oft lange ohne sichtbare Zeichen und Beschwerden, so dass sie zum Teil erst im Stadium des nur noch schwer behandelbaren Nierenversagens entdeckt wird. Um so wichtiger ist es, Erkrankungen von Nieren und Blase vorzubeugen. Gegen angeborene Störungen oder Missbildungen ist man machtlos, erworbene Schäden lassen sich jedoch durch die Einhaltung einiger Verhaltensregeln oft vermeiden.

▶ Trinken Sie viel! Zwei bis drei Liter am Tag sollten Sie anstreben, um Ihre Nieren gut durchzuspülen.

▶ Reduzieren Sie Ihren Eiweißverbrauch zugunsten von Brot und Gemüse.

▶ Sparen Sie mit Salz. Fünf Gramm pro Tag sind genug für Ihren Körper.

▶ Vermeiden Sie eine Unterkühlung der Blase, und achten Sie auf Hygiene auf der Toilette.

▶ Kurieren Sie Harnwegsinfektionen sorgfältig aus.

Eine Nierentransplantation kann Menschen mit irreparablem Nierenschaden von der Dialyse erlösen. Da es an Spendernieren fehlt, müssen sie jedoch häufig lange auf ein geeignetes Organ warten.

Nierenversagen und Dialyse

Beim Nierenversagen unterscheidet man eine akute Form mit plötzlichem, häufig vorübergehendem Ausfall der Nierenfunktion von einer chronischen Form mit schleichendem Ausfall der Nierenfunktion über viele Jahre.

- Das akute Nierenversagen wird am häufigsten durch einen Kreislaufschock mit plötzlichem Blutdruckabfall oder durch eine Vergiftung der Nieren durch Medikamente, Chemikalien oder Zelltrümmer verursacht. Andere Ursachen sind Infektionen, Gefäßverschlüsse oder Harnabflusshindernisse wie z. B. Nierensteine.
- Das chronische Nierenversagen, an dem in Deutschland jedes Jahr etwa 4000 Menschen erkranken, ist zu 40 Prozent die Folge von Diabetes mellitus, zu 20 Prozent durch Bluthochdruck bedingt, und zu 30 Prozent geht es auf eine der verschiedenen Formen einer chronischen Nierenentzündung zurück.

Steigen die Nierenwerte über ein gewisses Maß an, ist eine Dialysebehandlung die einzige Möglichkeit, das Leben des Betroffenen zu erhalten.

Dialyse

Unter Dialyse versteht man die Blutwäsche über eine künstliche, der Niere in der Funktion ähnliche Membran. Dies geschieht bei der so genannten extrakorporalen Hämodialyse über einen Kasten außerhalb des Körpers, bei der Peritonealdialyse über das Bauchfell. Bei Patienten, die über einen längeren Zeitraum eine Dialyse benötigen, wird meist am Unterarm eine künstliche Verbindung zwischen einer Arterie und einer Vene, ein Shunt, gebildet, um das Ab- und Umleiten des Bluts zu erleichtern.

Herzwerte

Das gesunde Herz liefert keine Werte, die man im Blut untersuchen könnte. Bei Verdacht auf einen Herzinfarkt hingegen stützt sich der Arzt neben einem EKG ganz wesentlich auf die Blutuntersuchung.

Die Marker eines Herzinfarkts

Da bei einem Herzinfarkt zahlreiche Zellen absterben, werden plötzlich Enzyme und Proteine ins Blut geschwemmt, die normalerweise nur in den Zellen zu finden sind.

Die Menge dieser Substanzen und ihr Verhältnis zueinander hängt ab von der Zeit, die seit dem Infarkt vergangen ist, und lässt sich bei einer Blutuntersuchung nachweisen.

Das Herz besteht aus einem Muskelgewebe, das anderen Muskeln sehr ähnlich ist. Deshalb können manche Werte bei Leistungssportlern oder nach einer Muskelverletzung erhöht sein.

Normalwerte der Herzparameter

<table>
<tr><th></th><th>Männer</th><th>Frauen</th></tr>
<tr><td>Myoglobin</td><td><55 µg/ml</td><td><35 µg/ml</td></tr>
<tr><td>Troponin T</td><td colspan="2"><0,2 µg/l</td></tr>
<tr><td>Troponin I</td><td colspan="2"><0,1 µg/l</td></tr>
<tr><td>Gesamt-CK</td><td><80 U/l</td><td><70 U/l</td></tr>
<tr><td>CK-MB</td><td colspan="2"><10 U/l</td></tr>
<tr><td>GOT</td><td><19 U/l</td><td><15 U/l</td></tr>
<tr><td>LDH</td><td colspan="2">80 – 240 U/l</td></tr>
</table>

▸ **Myoglobin** ist ein Muskelprotein, das sowohl in den Skelettmuskeln als auch im Herz vorkommt.

↗ Spätestens zwei Stunden nach dem Herzinfarkt steigt der Myoglobinspiegel deutlich an. Allerdings führen auch alle Skelettmuskelverletzungen zu einem Myoglobinanstieg, so dass die Untersuchung für sich allein keine Diagnose ermöglicht.

▶ **Troponin I** und **Troponin T** sind Proteine aus dem Herz, die bei einem gesunden Menschen nicht im Blut nachweisbar sind.

↗ Die Troponinwerte steigen rasch an, so dass man bereits drei Stunden nach Beginn von Herzschmerzen erhöhte Werte messen kann. Ein Tropo-T-Schnelltest eignet sich somit für die Frühdiagnose eines Herzinfarkts.

Das rasche Erkennen eines Herzinfarkts kann lebensrettend sein. Durch eine Therapie zur Auflösung des Gefäßverschlusses (Lysetherapie) innerhalb der ersten sechs Stunden können die Schäden am Herz niedrig gehalten werden.

▶ **Kreatinkinase (Gesamt-CK):** Die Kreatinkinase ist ein Enzym, das in verschiedenen Unterformen vor allem in der Skelettmuskulatur (CK-MM), im Herzmuskel (CK-MB) und im Gehirn (CK-BB) zu finden ist. Sie ist das Leitenzym für die Diagnose eines Herzinfarkts. Über die Höhe des Enzymanstiegs im Blut lassen sich Größe und Schwere eines Infarkts abschätzen.

↗ Erhöhte Werte findet man ab vier Stunden nach einem Infarkt. Das Maximum ist nach ungefähr 14 Stunden erreicht. Auch Skelettmuskelschäden führen zu hohen Kreatinkinasespiegeln.

▶ **CK-MB:** Da sich erhöhte Kreatinkinasewerte bei Sportlern nach intramuskulären Injektionen oder bei Muskelverletzungen zeigen, misst man nach einem Herzinfarkt die Aktivität der Herzform des Enzyms. Wichtig ist das Verhältnis von CK-MB zum Gesamt-CK. Bei einem Herzinfarkt beträgt der CK-MB-Anteil 6 bis 20 Prozent des Gesamt-CK. Werte unter sechs Prozent sprechen für einen Skelettmuskelschaden.

▶ **GOT:** Die Glutamat-Oxalazetat-Transaminase ist ein Enzym, das in Leber-, Skelettmuskel- und Herzzellen vorkommt. Wichtig ist es vor allem für den Nachweis einer Lebererkrankung. Bei Verdacht auf Herzinfarkt kann diese Untersuchung nur ergänzende Hinweise geben. Von Bedeutung ist vor allem das Verhältnis von Gesamt-CK und GOT. Bei einem Herzinfarkt beträgt der Quotient CK/GOT unter 10.

▸ **LDH:** Die Laktatdehydrogenase ist ein Enzym, das in allen Zellen vorkommt und daher wenig Aussagekraft hat. Wichtig ist sie für die Spätdiagnose eines Herzinfarkts, da sich die Werte erst ein bis zwei Wochen danach normalisieren.

↗ Erhöhte Werte findet man bei einem Herzinfarkt, der schon mehrere Tage zurückliegt, bei Erkrankungen der roten Blutkörperchen und der Skelettmuskeln, Leber- und Gallenblasenleiden, Lungenembolie und Tumoren. Genaueres erfährt man, wenn auch der Herzmuskeltyp des Enzyms bestimmt wird. Herzmuskelzellen enthalten die Unterform LDH 1, auch HBDH (Hydroxybutyratdehydrogenase) genannt. Bei einem Herzinfarkt beträgt der Quotient LDH/HBDH unter 1,3.

Bei 15 bis 20 Prozent der Herzinfarkte fehlt der alarmierende Schmerz. Man nennt sie stumme Infarkte. Vor allem Diabetiker und ältere Menschen sind von dieser Form betroffen.

Herzinfarkt

Das Herz ist ein etwa faustgroßer Muskel, der das Blut durch den Körper pumpt. Die Ernährung dieses Muskels erfolgt über ein eigenes Blutgefäßsystem, die so genannten Koronararterien oder Herzkranzgefäße. Zu einem Herzinfarkt kommt es, wenn ein Teil dieses Blutgefäßsystems plötzlich nicht mehr durchblutet wird. Die von den betroffenen Arterien versorgten Zellen sterben ab, und es bildet sich eine Narbe. Auslöser sind Stress und plötzliche Kraftanstrengung, Vorwarnzeichen wiederholte Herzenge (Angina pectoris). Symptome sind intensive Schmerzen in der Brust oder im Oberbauch, die in die Schulter oder den Arm ausstrahlen können, Schwäche und Todesangst. Die Betroffenen sind blass, schweißgebadet, und ihnen ist übel. Die Überlebenschance nach einem Herzinfarkt hängt von der Größe des Infarkts und vom Zeitpunkt der Entdeckung und Behandlung ab. Rufen Sie deshalb bei jedem Verdacht sofort einen Notarzt!

Einem Herzinfarkt vorbeugen

Ein Herzinfarkt entsteht meist durch eine allgemeine Arterienverkalkung, die auch die Herzkranzgefäße betrifft. Risikofaktoren und vorbeugende Maßnahmen sind deshalb die gleichen wie bei der Arteriosklerose. Risikofaktoren für Herzinfarkt sind:

- Erhöhte Blutfettwerte
- Bluthochdruck
- Übergewicht
- Diabetes mellitus (Zuckerkrankheit)
- Rauchen
- Bewegungsmangel
- Stress

Anders als bei einer Angina pectoris verschwinden die Schmerzen eines Herzinfarkts nicht nach der Gabe von Nitroglyzerin. Nach einem Herzinfarkt müssen die Betroffenen regelmäßig kleine Aspirinmengen einnehmen, um die Thrombosegefahr zu reduzieren.

Zur Vorbeugung helfen folgende Verhaltensregeln:

- Bewegen Sie sich regelmäßig in Maßen. Eine plötzliche Kraftanstrengung nach langer Sportpause kann dagegen gefährlich sein.
- Reduzieren Sie Ihr Übergewicht durch konsequente Änderung der Ernährungsgewohnheiten.
- Reduzieren Sie Ihren Salzverbrauch, wenn Sie unter Bluthochdruck leiden.
- Ernähren Sie sich fettarm, und wählen Sie die richtigen Fette.
- Essen Sie mehr Gemüse und Obst.

Leberwerte

Die Leber ist die chemische Fabrik unseres Körpers. Sie ist das zentrale Umbau-, Speicher-, Energieproduktions- und Entgiftungsorgan unseres Körpers. Die wichtigsten Funktionen sind Speicherung und Bereitstellung von Energie, Umwandlung und Aufbereitung von Nährstoffen, Bildung von Gallensaft, Eiweißen, Enzymen und

Gerinnungsfaktoren sowie Entgiftung von Fremdstoffen und körpereigenen Abbauprodukten. Zu diesem Zweck sind die Leberzellen mit einigen besonderen Enzymen ausgestattet, die bei einer Zerstörung oder Schädigung der Zellen in vermehrtem Umfang im Blut freigesetzt werden.

Die wichtigsten Leberenzyme sind GOT und GPT, die auch unter dem Begriff »Transaminasen« zusammengefasst werden, und die Gamma-GT. Sie gehören zum Basisprogramm jeder Leberdiagnostik. Weitere interessante Parameter sind Bilirubin (das Abbauprodukt des roten Blutfarbstoffs), alkalische Phosphatase (AP) und Cholinesterase (CHE).

Die Leber ist in zwei unterschiedlich große Leberlappen geteilt und liegt direkt unter dem Zwerchfell. Wegen ihrer immensen Wichtigkeit besitzt die Leber eine außergewöhnliche Regenerations- und Anpassungsfähigkeit. Selbst wenn nur noch ein Drittel des Lebergewebes vorhanden bzw. funktionstüchtig ist, kann sie all ihre vielfältigen Aufgaben und Funktionen erfüllen.

Die Leber erhält über die Pfortader alles Blut aus dem Verdauungstrakt und ist so als erstes Organ allen schädigenden Einflüssen ausgesetzt.

Die kranke Leber

Die Leber ist vor allem durch anhaltenden Alkohol- und Medikamentenmissbrauch und durch Virusinfektionen gefährdet. Ungünstig wirken sich auch verschiedene Stoffwechselkrankheiten und Überernährung aus. Seltener sind Tumoren, Metastasen oder eine Autoimmunkrankheit der Grund für gestörte Leberwerte.

Bei Lebererkrankungen werden frühzeitig Leberenzyme freigesetzt, die ins Blut gelangen und so nachgewiesen werden können. In der Regel lassen sich mögliche Lebererkrankungen deshalb anhand von Blutwerten feststellen, lange bevor irgendwelche körperliche Beschwerden auftreten.

Bei einem Verdacht auf Lebererkrankungen wird Ihr Arzt die Leberenzyme GOT (Glutamat-Oxalazetat-Transaminase), GPT (Glutamat-Pyruvat-Transferase) und Gamma-GT (Gamma-Glutamyl-Transferase) routinemäßig überprüfen. Weiterführende Untersuchungen beziehen dann AP (alkalische Phosphatase), Bilirubin und CHE (Cholinesterase) in die Analyse mit ein.

Eine Kontrolle der Leberwerte sollte zu jedem Gesundheits-Check-up gehören.

▶ **GOT**: Das Enzym GOT hat eine große Bedeutung für den Abbau von Aminosäuren (Eiweiße) im Körper und ist das Leitenzym für jede Leber-Gallenblasen-Diagnostik. Das Enzym tritt nicht nur in der Leber auf, sondern in geringeren Mengen auch in der Muskulatur und im Herzmuskel.

↗ Eine Erhöhung der GOT-Werte ist folglich nicht nur bei Leber-, sondern auch bei Herz- und Skelettmuskelerkrankungen zu finden. Auch schwere körperliche Arbeit kann zu erhöhten Werten führen, so dass für die Diagnostik einer Leber-Gallenblasen-Erkrankung in der Regel der sehr viel aussagekräftigere Quotient aus GOT- und GPT-Wert verwendet wird.

↗↗↗ Stark erhöhte Werte findet man bei akuter Hepatitis, Lebervergiftung (Pilze, Tetrachlorkohlenstoff) oder bei angeborenem Muskelschwund.

Normalwerte für die Leber

	Männer	Frauen
GOT	bis 18 U/l	bis 15 U/l
GPT	bis 22 U/l	bis 17 U/l
Gamma-GT	bis 28 U/l	bis 18 U/l
AP	40–180 U/l	40–190 U/l
Gesamtbilirubin	<1,1 mg/dl	<1,1 mg/dl
Direktes Bilirubin	<0,6 mg/dl	<0,6 mg/dl
CHE	3500–8500 U/l	2500–7400 U/l

Hinweise auf Lebererkrankungen

Erkrankung	Quotient GOT/GPT
Akute Virushepatitis	<0,7
Entzündung mit Leberzell-zerstörung	>0,7
Chronische Hepatitis/ Leberzirrhose	ca. 1
Nicht leberbedingt (Herz oder Muskel)	>1

↗↗ Immer noch deutlich erhöht sind die Werte bei chronischer Hepatitis, Leberzirrhose, Gallenstau, einem Unfall oder einem Herzinfarkt.

↗ Leicht erhöhte Werte findet man bei Lebertumoren, Leberschädigung durch Medikamente, einer Gallengangsentzündung oder einer Lungenembolie.

▸ **GPT**: Die GPT ist noch viel stärker leberbezogen als die GOT, so dass Aktivitätserhöhungen im Serum nahezu eindeutig auf einen Leberschaden hinweisen.

↗↗↗ Bei akuten Leberentzündungen steigen die GPT-Werte von etwa 20 auf 500 bis 1000 Unit pro Liter an. Derartige Messergebnisse sind somit als klares Anzeichen für Leber-Gallenblasen-Erkrankungen anzusehen.

↗↗ Weniger stark erhöhte Werte findet man bei einer chronischen Hepatitis, bei Leberzirrhose, Fettleber, Tumoren, einer Schädigung durch Medikamente.

▸ **Gamma-GT**: Der Gamma-GT-Wert ist der empfindlichste Parameter zur Untersuchung einer möglichen Leber-Gallenblasen-Erkrankung, nur im Zusammenhang mit den anderen Leberwerten ist jedoch eine eindeutige Aussage möglich. Außerdem zeigen sie eine alkoholbedingte Schädigung der Leber oder der Bauchspeicheldrüse an.

Eine einmalige Erhöhung der GOT-Werte kann auch durch schwere körperliche Arbeit bedingt sein. Im Zweifelsfall ist eine Kontrolluntersuchung ratsam.

↗ Die höchsten Gamma-GT-Werte findet man bei Gallensteinen, Alkoholhepatitis und Lebervergiftung. Ebenfalls hoch sind sie bei chronisch-aktiver Hepatitis, Leberzirrhose, Tumoren, Medikamentenschaden und alkoholbedingter Bauchspeicheldrüsenentzündung. Bei chronischem Alkoholmissbrauch und Fettleber sind die Werte konstant leicht erhöht.

Alkohol ist eine häufige Ursache für einen Leberschaden. Wenn Sie rechtzeitig völlig auf Alkohol verzichten, kann sich das geschädigte Organ jedoch wieder vollständig erholen.

▸ **AP**: Sie kommt neben der Leber noch in Nieren, Knochen, Darm und Mutterkuchen vor, so dass die AP-Aktivität beispielsweise bei Kindern und Jugendlichen bereits aufgrund des Knochenwachstums erhöht ist.

↗ Erhöhte Werte bei Leber- und Gallenblasenerkrankungen weisen auf einen Gallenstau hin. Andere Ursachen für erhöhte Werte sind verschiedene zum Teil bösartige Knochenerkrankungen.

▸ **Bilirubin:** Bilirubin ist das Abbauprodukt des roten Blutfarbstoffs (Hämoglobin) und bildet sich, wenn rote Blutkörperchen (Erythrozyten) abgebaut werden. Es ist ein gelbbrauner Farbstoff, der von der Leber mit der Galle ausgeschieden wird.

Wenn sich mehr Bilirubin im Körper befindet, als die Leber verarbeiten kann, oder wenn die Gallenwege blockiert sind, so steigt der Wert des direkten Bilirubins im Blut an. Bei einem Bilirubinwert von mehr als zwei Milligramm pro Deziliter Blut kommt es zu einer Gelbfärbung von Augen und Haut.

↗ Erhöhte Gesamtbilirubinwerte sind ein Signal für eine Lebererkrankung, einen Verschluss der Gallenwege oder einen erhöhten Zerfall von roten Blutkörperchen. Letzterer tritt bei vielen Neugeborenen in den ersten Lebenstagen auf und stellt dann, wenn er ein gewisses Maß nicht überschreitet, einen völlig natürlichen Vorgang dar, da die Leber beim Neugeborenen erst nach und nach ihre volle Funktion entwickelt.

↗ Bei Leber-Gallenblasen-Störungen ist zusätzlich das konjugierte, direkte Bilirubin erhöht, während bei Gelbsucht (Ikterus) durch Zerfall roter Blutkörperchen vor allem das indirekte Bilirubin erhöht ist.

▶ **CHE**: Die Bestimmung von CHE-Werten dient der Ermittlung der Leistungsfähigkeit der Leber, denn das Enzym Cholinesterase wird in den Leberzellen hergestellt.

↘ Erniedrigte CHE-Werte sind ein Indiz für Leberzirrhose, eine chronische Hepatitis, eine Leberstauung, Tumoren oder eine Vergiftung.

↗ Erhöhte CHE-Werte können Signale für eine Fettleber, eine Zuckerkrankheit, erhöhte Blutfettwerte oder einen Nierenschaden sein.

Um die Leistungsfähigkeit der Leber zu beurteilen, bestimmt man zusätzlich zur CHE in der Regel auch noch die Blutgerinnungswerte, Bluteiweiß, Albumin und Cholesterin.

Nach Unfällen und bei einigen angeborenen Erkrankungen der roten Blutkörperchen kann es durch die Blutungen und den gesteigerten Abbau von roten Blutkörperchen zu erhöhten Bilirubinwerten kommen.

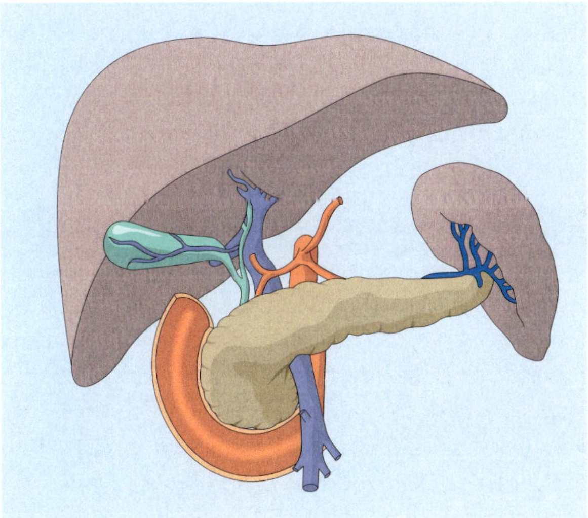

Die Leber bildet Gallenflüssigkeit, die zur Verdauung der Fette dient; diese Flüssigkeit fließt durch kleine Kanäle in die Gallenblase.

Hepatitis

Unter Hepatitis versteht man eine Entzündung der Leber, die zu Appetitverlust, Störung des Allgemeinbefindens, Lebervergrößerung, Gelbsucht und in Einzelfällen zum Tod führen kann. Häufigste Ursache sind fünf Vieren, die mit den Namen Hepatitis A bis E bezeichnet werden.

Mit dem Hepatitis-A- und dem Hepatitis-E-Virus infiziert man sich in der Regel über verunreinigtes Wasser und Nahrungsmittel in Ländern mit niedrigem hygienischem Standard, während das Hepatitis-B-, -C- und -D-Virus über Blutprodukte oder sexuelle Kontakte übertragen wird. Bei dieser Gruppe von Viren kommt es außerdem häufig zu einem chronischen Verlauf der Krankheit, der schließlich zur Leberzirrhose und zum Leberversagen führt. Gegen Hepatitis A und B kann man sich mittlerweile impfen lassen.

Bei Virushepatitis werden zusätzlich die Erreger und Hepatitisantikörper bestimmt. Solange Virusantigene nachweisbar sind, kann die Infektion weitergegeben werden.

Andere Ursachen für eine Hepatitis sind Bakterien, Parasiten, Alkohol, Medikamente, ein Gallenstau und Autoantikörper gegen Leberzellen. Spezielle Antigene und Antikörper geben bei Verdacht auf Infektion oder Autoimmunkrankheit Aufschluss über die Ursache der Leberschädigung.

Fettleber/Leberzirrhose

Unter Fettleber versteht man eine übermäßige Ablagerung von Fetttröpfchen in den Leberzellen, was zu Entzündung, Vernarbung und Absterben von Leberzellen führen kann. Die Leber ist teigig-gelb und vergrößert. Ursachen sind chronischer Alkoholkonsum, Fettsucht, Eiweißmangel, Diabetes mellitus, Lebergifte, Blutarmut und Herz-Kreislauf-Schwäche. Während sich eine Fettleber mit Wegfall der schädigenden Faktoren zurückbilden kann, ist eine Leberzirrhose eine dauerhafte Vernarbung und Zerstörung der Leberstruktur mit dramatischen Folgen. Sie entsteht aus einer Fettleber oder einer andauernden Hepatitis. Sie zeigt sich in Juckreiz, Schwäche, Bauchwassersucht, Blutstau im Bauchraum, Verdauungsstörungen, Blutungsneigung und Mangel an Sexualhormonen und führt zu Leberversagen.

Auch Galle wird von der Leber produziert und in die Gallenblase abgegeben. Ein Gallenrückstau durch einen Gallenstein oder einen Tumor in der Bauchspeicheldrüse oder eine Gallenblaseninfektion können ebenfalls zu einem Leberschaden führen.

Leberversagen

Leberversagen ist der zunehmende Ausfall aller Leberfunktionen mit einer nachfolgenden Vergiftung des Gehirns und des gesamten Körpers. Es tritt in der Regel im Rahmen einer chronischen Leberentzündung und Leberzirrhose schleichend auf. Zu einem Leberversagen innerhalb von wenigen Stunden kommt es z. B. bei einer Knollenblätterpilzvergiftung. Die einzige Chance, das Leben eines Betroffenen zu retten, besteht in einer Lebertransplantation.

So unterstützen Sie Ihre Leber

Eine gesunde Ernährung, eine Impfung gegen die Virushepatitis und die Beachtung hygienischer Vorsichtsregeln bei Auslandsreisen, vor allem in tropische Länder, sind die wesentlichen Möglichkeiten, Ihre Leber gesund zu erhalten.

- Essen Sie mäßig und nicht zu süß.
- Achten Sie auf ein Normalgewicht.
- Verzichten Sie auf Alkohol.

Bei einer Leberschädigung können Zubereitungen aus Mariendistel die Regeneration der Leberzellen unterstützen. Heilpflanzen, die häufig in Magenbittern und Verdauungslikören verarbeitet oder als Tee getrunken werden, können die Gallenproduktion und -ausscheidung anregen und damit die Leber entlasten.

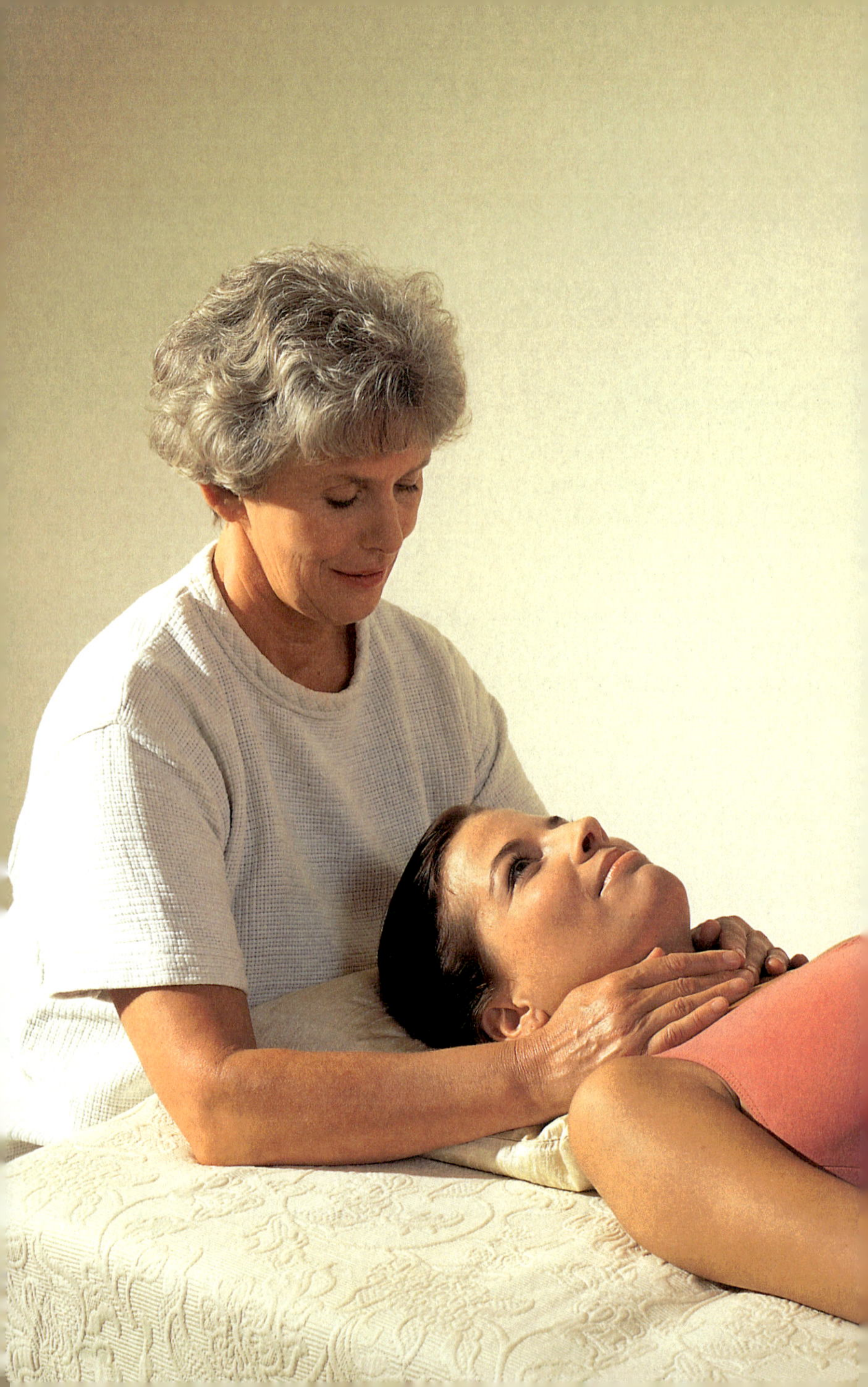

Hormonstörungen

Mit dem Blutkreislauf, der alle Körperzellen miteinander verbindet, verfügt der Körper über ein hervorragendes »Netzwerk«, über das auch Informationen und Signale ausgetauscht werden können. Die Botenstoffe dafür sind die Hormone, die biologische Abläufe ebenso wie Verhalten und Empfindungen steuern können. Durch Messungen der Hormonspiegel im Blut lassen sich Defizite und Überproduktionen erkennen.

Bei jeder Schilddrüsenfunktionsstörung wird der Arzt auch nach Antikörpern gegen Schilddrüsengewebe suchen, um den Verdacht auf eine Autoimmunkrankheit zu bestätigen oder zu widerlegen.

Schilddrüsenhormone

Die Schilddrüse ist ein schmetterlingförmiges Organ, das im Hals unterhalb des Schildknorpels zu finden ist. In ihren Drüsenzellen werden die Schilddrüsenhormone Thyroxin (T_4) und Trijodthyronin (T_3) sowie das Knochenhormon Kalzitonin produziert und gespeichert. Diese Schilddrüsenhormone spielen eine wichtige Rolle bei vielen Stoffwechselvorgängen sowie beim Körperwachstum. Generell lässt sich sagen, dass sie eine aktivierende Wirkung auf den Stoffwechsel haben und den Energieaustausch erhöhen.

Untersuchungen

Die Bildung und Freisetzung der Schilddrüsenhormone T_4 und T_3 wird – über einen komplizierten Regelkreis – von der Gehirnregion des Hypothalamus und der damit verbundenen Hirnanhangsdrüse (Hypophyse) gesteuert. Bei Bedarf an Schilddrüsenhormonen schüttet diese das schilddrüsenstimulierende Hormon (TSH), auch Tyreotropin genannt, aus, um Hormonausschüttung und -bildung anzuregen.

Arzt oder Ärztin können die Schilddrüse abtasten und dabei eine Vergrößerung (Kropf) feststellen.

Der TRH-Test ist ein Funktionstest, mit dem die TSH-Produktion der Hypophyse beurteilt wird. Dazu wird nach einer Basisblutabnahme ein künstliches Hypothalamushormon (TRH) gespritzt und anschließend Blut abgenommen. Ist der TSH-Spiegel in der zweiten Probe nicht deutlich höher als in der ersten, liegt ein Hypophysenschaden oder eine Unterfunktion der Schilddrüse vor.

Bei hohem Hormonspiegel bremst ein niedriger TSH-Spiegel die Produktion. Störungen der Schilddrüsenfunktion können deshalb durch eine gestörte Hormonproduktion in der Schilddrüse und durch eine gestörte Stimulation vonseiten der Hypophyse bedingt sein.

Zur Bestimmung eventueller Funktionsstörungen der Schilddrüse ist es deshalb notwendig, T_3, T_4 und TSH zu bestimmen. Über diese drei Hormonwerte lassen sich die verhältnismäßig häufig auftretenden Über- oder Unterfunktionen der Schilddrüse unterscheiden.

Das Hormon Kalzitonin aus speziellen Zellen der Schilddrüse und der Nebenschilddrüsen wird seltener gemessen. Es ist vor allem an der Regulierung des Kalziumstoffwechsels beteiligt und führt zu einer vermehrten Einlagerung von Kalzium in die Knochen.

Schilddrüsenüberfunktion

Wenn dauerhaft zu viele Schilddrüsenhormone im Blut zirkulieren, spricht man von einer Schilddrüsenüberfunktion. Der Stoffwechsel wird intensiviert, und viele Vorgänge im Körper laufen beschleunigt ab. Symptome sind Kropf, Unruhe, Schlaflosigkeit, Nervosität, Zittern der Hände, Erregbarkeit, Herzklopfen, Herzrhythmusstörungen, Schweißausbrüche und Gewichtsverlust. Zusätzlich beobachtet man häufig einen starren Blick und ein Hervorstehen der Augäpfel. Diese Krankheit, die als Morbus Basedow bekannt ist, ist durch Autoantikörper bedingt.

Normalwerte der Schilddrüsenhormone

T_4 (Thyroxin)	5–12 µg/dl
T_3 (Trijodthyronin)	50–200 ng/dl
TSH (thyreotropes Hormon)	0,3–3 µU/ml

Vergrößerung der Schilddrüse – Kropf

Mit Kropf (Struma) wird eine Vergrößerung der Schilddrüse bezeichnet. Diese tritt in der Regel dann auf, wenn nicht genug Jod aus Nahrungsmitteln oder Wasser zur Produktion der Hormone T_3 und T_4 zur Verfügung steht. Bei dauerhafter vermehrter Ausschüttung von TSH reagiert der Körper mit einer Vermehrung der Schilddrüsenzellen, um durch eine größere Schilddrüse den Mangel an T_3 und T_4 auszugleichen. Nach Ausbildung des Kropfs können dann durchaus normale Hormonkonzentrationen im Blut gemessen werden.
Die Kropfbildung ist vor allem in Jodmangelgebieten wie dem Alpenraum ein weit verbreitetes Problem. In manchen Ländern wird aus diesem Grund alles Salz grundsätzlich jodiert, in Deutschland wird eine solche Lösung jedoch abgelehnt. Hier müssen Sie selbst etwas für die ausreichende Versorgung des Körpers mit Jod tun, wenn Sie in einer gefährdeten Gegend leben. Dazu empfiehlt sich eine jodreiche Ernährung (viel Fisch, Meeresfrüchte, Spinat, Eier, Champignons) und die Verwendung von jodiertem Speisesalz.

Bei jeder Schilddrüsenvergrößerung wird man das Gewebe mit Ultraschall und einer Szinitigrafie (Spezialuntersuchung) untersuchen, um ein Schilddrüsenkarzinom auszuschließen.

Bei einer Überfunktion der Schilddrüse findet man:
↗ Erhöhte Werte für T_4 und T_3 und
↘ Erniedrigte Werte für TSHplus
Wenn eine Schilddrüsenüberfunktion von Ihrem Arzt festgestellt wird, sollten Sie jodreiche Nahrungsmittel eher meiden, da Jod ein limitierender Faktor für die Bildung der Hormone T_3 und T_4 ist. Sie sollten darauf achten, nicht zu viele Fleischprodukte zu essen, da diese den Stoffwechsel zusätzlich anregen. Aufgrund des erhöhten Umsatzes Ihres Körpers ist es jedoch wichtig, dass Sie ausreichend Kalorien zu sich nehmen.

Schilddrüsenunterfunktion

Die Schilddrüsenunterfunktion hat die gegenteiligen Symptome einer Schilddrüsenüberfunktion. Die Betroffenen leiden an Müdigkeit und Antriebsschwäche, Kälteempfindlichkeit, verlangsamtem Herzschlag, Gewichtszunahme und Verstopfung. Die Ursache für die Unterfunktion ist oft eine Autoimmunkrankheit mit Antikörpern gegen das Schilddrüsengewebe, eine so genannte Hashimoto-Thyreoiditis.

Im Blutbild findet man häufig erniedrigte T_3- und T_4-Konzentrationen, zum Teil sind diese aber auch normal. Typisch ist aber in jedem Fall eine Erhöhung der TSH-Werte, im normalen Blutbild genauso wie nach einem TRH-Test. Die erhöhten TSH-Werte erklären sich dadurch, dass die Hypophyse versucht, die zu geringe Produktion von T_3 und T_4 durch eine höhere Produktion des stimulierenden TSH auszugleichen.

Wie bei der Schilddrüsenüberfunktion können Sie auch bei der Schilddrüsenunterfunktion durch eine gezielte Diät gegensteuern. Sie sollten diesbezüglich jedoch unbedingt Ihren Arzt zurate ziehen.

Verhütungspillen bestehen aus einer Kombination von Östrogen und Progesteron oder nur aus Progesteron und verändern den normalen weiblichen Hormonzyklus so, dass es nicht zum Eisprung kommt.

Sexualhormone

Es gibt männliche und weibliche Geschlechtshormone, die allerdings nicht nur der Fortpflanzung dienen, sondern auch den Stoffwechsel beeinflussen. Von beiden Geschlechtern werden sowohl männliche wie weibliche Sexualhormone ausgeschüttet, allerdings mit stark unterschiedlichen Anteilen. Der Ort der Entstehung der Hormone sind die Nebennieren und die Keimdrüsen der Geschlechtsorgane, die wiederum durch die Hypophyse (Hirnanhangsdrüse) gesteuert werden.

Wie auch bei anderen Hormonen erfolgt der Transport der chemischen Botenstoffe über das Blut, so dass sich Hormonspiegel im Blutserum messen lassen. Diese Messungen sind jedoch verhältnismäßig kompliziert, da die Hormone nur in sehr geringen Konzentrationen auftreten. Aus diesem Grund werden Sexualhormone im Blut nur in speziellen Fällen bestimmt.

Normalwerte für Sexualhormone

	Geschlechtsreife Männer	Geschlechtsreife Frauen
Testosteron (männliches Geschlechtshormon)	3–10 mg/l	0,06–0,86 mg/l
Östradiol (weibliches Geschlechtshormon)	<40 pg/ml	30–400 pg/ml (in Abhängigkeit vom weiblichen Zyklus)
Östriol		1,5–20,3 pg/ml (ab 20. SSW)
Progesteron		0,1–12 ng/ml (abhängig vom Zyklus) <0,1 (nach Menopause)
LH (luteinisierendes Hormon)	0,8–8,3 U/l (ab Pubertät)	2–20 U/l (je nach Zyklusphase) >30 U/l (nach der Menopause)
FSH (follikelstimulierendes Hormon)	1,2–10,1 U/l (ab Pubertät)	2–20 U/l (je nach Zyklusphase) >20 U/l (nach der Menopause)
HCG (humanes Choriogonadotropin)	<5 U/L	<5 U/l (außerhalb der Schwangerschaft) 35–1500 U/l (4. SSW) 19–80 kU/l (>16. SSW)

Die Hirnanhangsdrüse (Hypophyse) setzt im Normalfall in regelmäßigen Abständen zwei Hormone frei, die beim Mann und bei der Frau zu unterschiedlichen Reaktionen der Geschlechtsorgane führen. Beide Hormone bezeichnet man als Gonadotropine, von »Gonaden« (Geschlechtsorgane) und »trophein« (lieben).

Entwickelt eine Frau männliche Bahaarung und wird ihre Stimme tiefer, spricht man von Hirsutismus oder Virilisierung. Die Ursache ist meist ein Testosteron produzierender Tumor.

- FSH, das follikelstimulierende Hormon, führt bei Frauen zur Reifung der Eizellen in den Eierstöcken und bei Männern zur Spermienbildung.
- LH, das luteinisierende Hormon, führt bei der Frau zum Eisprung und zur Progesteronproduktion in den Eierstöcken und beim Mann zur Bildung des männlichen Geschlechtshormons Testosteron.

Überprüfung der Sexualhormonwerte

Von Bedeutung ist die Bestimmung von Testosteron, Östrogen und den Gonadotropinen LH und FSH zur Diagnostik von Fruchtbarkeitsstörungen, bei Störungen der Geschlechtsentwicklung, zur Überprüfung einer Anabolikaeinnahme als Doping oder bei Bodybuildern und bei Verdacht auf Tumoren der Geschlechtsorgane.

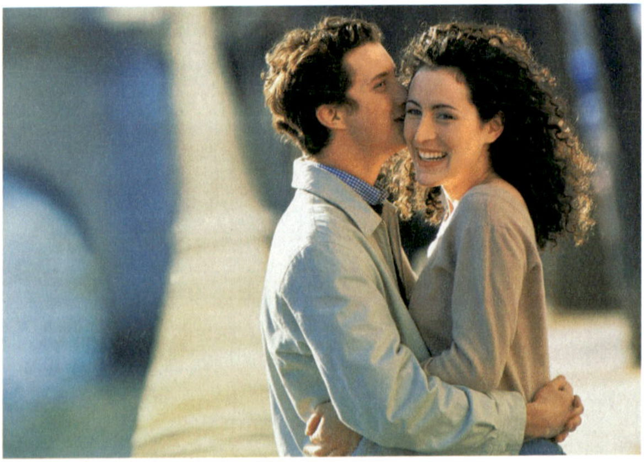

Ausgeglichenheit, Gesundheit und Zufriedenheit – dank eines intakten Hormonsystems.

Der Menstruationszyklus

Der Menstruationszyklus der Frau und die regelgerechte Ausschüttung der weiblichen Sexualhormone ist abhängig von einem genauen Ausschüttungstakt von Gonadotropinen aus dem Hypothalamus und der Hypophyse. Dieser Takt, der über komplizierte Rückkopplungsmechanismen geregelt wird, ist sehr empfindlich, so dass schon unbewusste Ängste zu Störungen des normalen Periodenzyklus führen können.

Wächst der Bauch einer Schwangeren auffallend rasch, und sind die HCG-Werte sehr hoch, während keine Lebenszeichen eines Embryos zu spüren sind, handelt es sich mit hoher Wahrscheinlichkeit um eine Blasenmole, eine traubenförmige Wucherung in der Gebärmutter, die möglichst rasch entfernt werden muss.

Bewertung von Abweichungen

↗ Erhöhte Testosteronwerte sprechen für eine Einnahme von Testosteron oder für Tumoren von Nebennieren, Hoden oder Eierstöcken.

↘ Erniedrigte Werte findet man bei Einnahme von Anabolika, Alkohol- oder Drogenmissbrauch oder schwerer Unterernährung.

↗ Erhöhte Östradiolwerte findet man immer kurz vor dem Eisprung, bei einer Sterilitätstherapie oder bei Eierstocktumoren.

↘ Bei erniedrigten Werten kommt es nicht zum Eisprung. Dies ist bei einer Verhütung erwünscht. Ansonsten sind Schäden an den Eierstöcken oder der Hypophyse die Ursache.

↘ Zu niedrige Östriolwerte sind zusammen mit Alpha-Fetoprotein und dem Schwangerschaftshormon HCG (siehe Seite 84) ein Hinweis auf ein Down-Syndrom (Mongolismus). Fallen die Östriolwerte gegen Ende einer Schwangerschaft stark ab, spricht das für eine sich verschlechternde Versorgung des Ungeborenen.

↗ Erhöhte Progesteronwerte findet man bei Eierstocktumoren und einer Krankheit, bei der sich wegen einer Störung in den Nebennieren bei Mädchen männliche

Geschlechtsorgane ausbilden, dem adrenogenitalen Syndrom (AGS).

↘ Zu niedrige Werte treten bei fehlendem Eisprung auf.

↗ Erhöhte HCG-Werte findet man bei Zwillingsschwangerschaften und bei bösartigen Tumoren der Geschlechtsorgane.

↘ Erniedrigte HCG-Werte bedeuten drohenden Abort, Eileiterschwangerschaft oder Down-Syndrom.

Der **GnRH-Test** (Gonatotropin releasing Hormone-Test) bietet die Möglichkeit, bei zu niedrigen LH/FSH-Spiegeln die Ursache der Störung herauszufinden. Ergibt sich bei dem Test eine mangelnde Ausschüttung von LH/FSH, liegt der Schaden in der Hirnanhangsdrüse. Ist die LH/FSH-Ausschüttung jedoch sehr hoch, liegt die Störung in den Geschlechtsorganen (Eierstöcken oder Hoden) begründet.

Schwangerschaftstest

Kommt es zur Einnistung einer befruchteten Eizelle in der Gebärmutter, beginnt diese sehr rasch ein so genanntes Schwangerschaftshormon, das humane Choriongonadotropin (HCG), zu bilden, das für die weitere Entwicklung des Embryos von essenzieller Bedeutung ist. Diesen Anstieg des HCG-Spiegels, der sich im Serum bereits zehn und im Urin 14 Tage nach der Befruchtung nachweisen lässt, nutzen alle gängigen Schwangerschaftstests. Über eine serologische Reaktion mit HCG-Antikörpern lässt sich das Hormon sichtbar machen.

Die Wirkung von Adrenalin hat jeder schon einmal verspürt, wenn ihm nach einem Schreck der Schweiß ausgebrochen ist und das Herz wie wild geklopft hat.

Nebennierenhormone

Unscheinbar, aber wichtig sind die kleinen dreieckförmigen Nebennieren, die wie Kappen auf den beiden oberen Nierenpolen sitzen.

Die Stresshormone

Im Inneren der Nebennieren, dem so genannten Nebennierenmark, werden die Stresshormone Adrenalin und Noradrenalin ausgeschüttet, die bei Bedarf innerhalb von Sekunden Herzschlag, Blutdruck und Blutzuckerspiegel erhöhen, um den Körper für Kampf oder Flucht fit zu machen.
Ständige nervliche Anspannung und dauernde Aktivität oder Leistungsbereitschaft führen dazu, dass die Alarmbereitschaft des Körpers über Adrenalin immer bestehen bleibt, was auf Dauer zu Bluthochdruck, Diabetes mellitus und anderen so genannten Zivilisationskrankheiten führen kann.

Aldosteron wird vor allem bei Blutdruckabfall, schlechter Nierendurchblutung, Natrium- und Kaliummangel ausgeschüttet. Es führt an den Nieren zu einer starken Rückgewinnung von Wasser und Salzen und erhöht so die Körperflüssigkeit.

Die Steroide

In der Nebennierenrinde (NNR) werden ebenfalls Hormone gebildet, die aufgrund einer gemeinsamen Grundstruktur Steroide und infolge ihres Bildungsorts Kortikosteroide (cortex = Rinde) genannt werden.
Bekanntester Vertreter dieser Hormongruppe ist Kortisol bzw. das künstlich hergestellte Kortison. Es gehören dazu jedoch auch das für den Wasserhaushalt entscheidende Aldosteron und Vorstufen der Sexualhormone.

Normalwerte der Nebennierenhormone

Kortisol Normalwert 8.00 Uhr	5–25 µg/dl
Kortisol nach ACTH-Stimulationstest	>20 µg/dl
DHEA (Nebennierensexualhormon)	
Männer	5–31 nmol/l
Frauen	3,5–28 nmol/l
Kinder	0,4–5,4 nmol/l
Aldosteron	2–15 µg/dl

Bewertung von Abweichungen

Eine Bestimmung des Kortisolspiegels erfolgt bei Verdacht auf eine Über- oder Unterfunktion der Nebennieren oder zur Therapieüberwachung bei einer Kortisontherapie.

Ein Bluthochdruck mit Muskelschwäche, starkem Durst und häufigem Wasserlassen, kann durch eine Vergrößerung oder einen Tumor der Nebennieren verursacht sein.

↗ Erhöhte Kortisolspiegel und eventuell eine fehlende Hemmbarkeit findet man bei Tumoren der Hypophyse oder der Nebennieren, dem so genannten Cushing-Syndrom, oder bei einer Kortisontherapie.

↘ Zu niedrige Kortisolspiegel und fehlende Stimulierbarkeit treten bei einer Zerstörung der Nebennieren durch eine Autoimmunreaktion (Morbus Addison), Blutungen oder Tumoren auf.

↗ Erhöhte Werte des DHEA (Dehydroepiandrosteron), eines männlichen Sexualhormons aus den Nebennieren, findet man vor allem beim adrenogenitalen Syndrom (AGS). Unter AGS versteht man einen erblichen Enzymdefekt, der bei Mädchen zur Vermännlichung der Geschlechtsorgane führt. Durch eine frühzeitige Therapie mit dem fehlenden Enzym können diese Veränderungen verhindert werden.

↗ Erhöhte Aldosteronwerte (Conn-Syndrom) können durch die Wirkung auf die Nieren zu Bluthochdruck, Muskelschwäche, Verstopfung und übermäßigem Wasserlassen führen.

↘ Niedrige Werte führen zu niedrigem Blutdruck und eventuell bedrohlich hohem Kaliumspiegel.

Der **Dexamethasonhemmtest** ist ein Funktionstest, mit dem man überprüft, ob sich die Kortisolausschüttung der Nebennieren noch regeln lässt. Sinkt der Kortisolspiegel nach Dexamethasongabe nicht auf unter drei Milligramm pro Deziliter, so ist anzunehmen, dass der Betroffene an einem Cushing-Syndrom leidet.

Störungen im Kortisolhaushalt

Die Glukokortikoide haben eine ausgeprägte Wirkung auf zahlreiche Organfunktionen. Sie führen zu einem Anstieg des Blutzuckers durch Muskelabbau, zu Knochenentkalkung und zur Umverteilung des Körperfetts von den Armen und Beinen an Bauch, Nacken und Gesäß. Das Immunsystem wird durch Kortison unterdrückt, es kommt zu Entzündungen an der Haut, aber auch die Wundheilung wird gehemmt.

Beim **Cushing-Syndrom** handelt es sich um die Folgen eines erhöhten Kortisolspiegels im Blut. Die Ursache ist in den meisten Fällen eine Kortisontherapie, aber auch ein Tumor in der Hypophyse kann ursächlich sein. Symptome sind Vollmondgesicht, Stiernacken, Stammfettsucht, rote Streifen am seitlichen Bauch, Pergamenthaut, hoher Blutzucker, Osteoporose- und Thromboseneigung und Bluthochdruck.

Um ein Cushing-Syndrom durch eine Kortisontherapie zu vermeiden, sollte man zwei Regeln beachten:

- Schrittweises Absenken der Kortisongabe auf einen so genannten Cushing-Schwellenwert bei Besserung
- Kein abruptes Absetzen der Kortisonmenge bei langfristiger Therapie (gefährlicher Kortisonmangel)

Einen Mangel an Nebennierenrindenhormonen bezeichnet man als **Morbus Addison.** Zu dieser Störung kommt es entweder durch eine Autoimmunerkrankung, durch Krebsmetastasen, Infektionen wie Tuberkulose oder durch das plötzliche Absetzen einer Kortisontherapie. Die Störung äußert sich in unerklärlicher Schwäche und Müdigkeit, Braunfärbung der Haut, Gewichtsverlust, Magen-Darm-Beschwerden und niedrigem Blutdruck. Eine Addison-Krise durch plötzliches Absetzen einer Kortisontherapie kann sogar zum Tod führen.

Die Kortisolausschüttung schwankt im Lauf des Tages sehr stark. Am Morgen sind die Kortisolwerte am höchsten. Um den natürlichen Regelkreis möglichst wenig zu stören, sollte man deshalb auch vom Arzt verschriebenes Kortison immer am Morgen einnehmen.

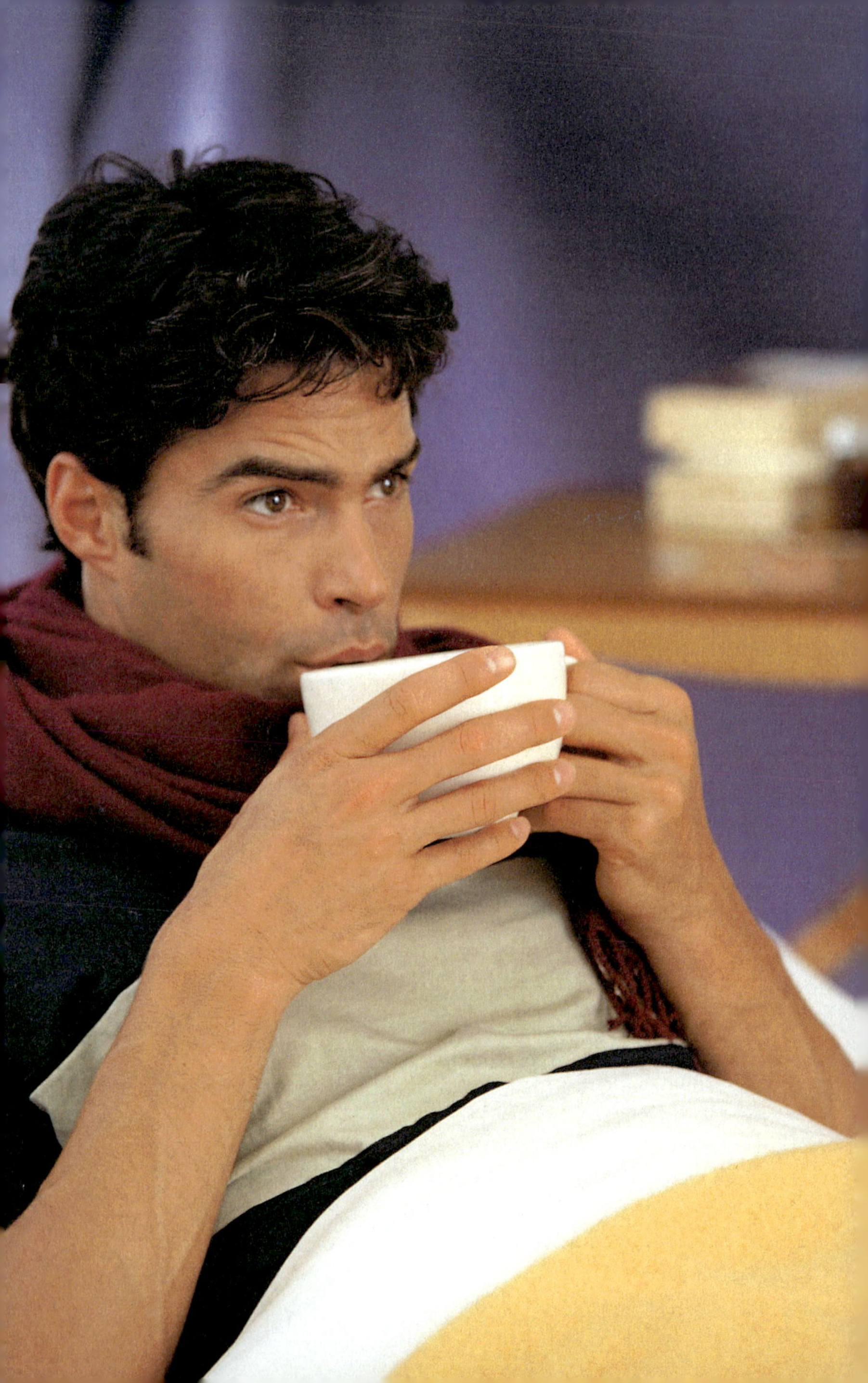

Immunsystem

Über Nahrungsaufnahme, Atmung und Hautkontakte gelangen Krankheitserreger in unseren Körper. Werden diese nicht bekämpft, stören sie die Funktionen unseres Organismus und führen zu Krankheiten. Um dies zu verhindern, hat der Körper Abwehrmechanismen aufgebaut. Bereits die Haut und die Schleimhäute bilden eine erste wirksame Barriere gegen Infektionen. So töten z. B. Enzyme aus Speichel und Tränenflüssigkeit sowie die Magensäure einen Großteil der Erreger ab.

Nur ein kleiner Teil der Immunzellen zirkuliert im Blut. Der Rest befindet sich im lymphatischen Gewebe von Mandeln, Lymphknoten, Darmwand, Milz und Leber, im Knochenmark und in der Gewebeflüssigkeit.

Funktionsweise des Immunsystems

Die Erreger, die es trotzdem geschafft haben, in den Körper einzudringen, werden von dessen Immunsystem bekämpft. Dazu stehen dem Körper zwei unterschiedliche Abwehrsysteme zur Verfügung:

- Das **unspezifische System** besteht aus speziellen weißen Blutkörperchen, so genannten Fresszellen wie Makrophagen und Granulozyten, die ohne Unterscheidung alle als fremd erkannten Zellen angreifen und diese zerstören. Sie bilden die größte Gruppe der Immunzellen und sind für die Erstreaktion verantwortlich. Neben der Vernichtung von Krankheitserregern sind diese Zellen in der Lage, Botenstoffe auszusenden und damit die spezifische Abwehr anzustoßen.
- Das **spezifische Immunsystem** besteht aus den als Lymphozyten bekannten weißen Blutkörperchen, die in den Lymphknoten, der Milz und der Thymusdrüse heranreifen und sich dabei jeweils auf die Erkennung eines ganz bestimmten Fremdkörpers spezialisieren. Die Abwehr richtet sich gegen ein Antigen.

Ist das Immunsystem erst einmal angegriffen, helfen viel Ruhe, Schlaf und Entspannung.

Bei einer passiven Impfung werden dem Körper bereits bestehende Antikörper zugeführt. Bei der aktiven Impfung werden abgeschwächte Erreger oder deren Antigenstrukturen in den Körper gebracht. Dieser bildet daraufhin Antikörper, die jahrelang aktiv bleiben.

Nach ihrer Funktion unterscheidet man zwei Gruppen von Lymphozyten, die B- und die T-Lymphozyten. Erkannt werden die Fremdkörper durch Eiweißstrukturen an ihrer Oberfläche, die so genannten Antigene.

B-Lymphozyten

Die B-Lymphozyten produzieren bei Kontakt mit einem Fremdkörper Eiweißkörper, die so genannten Immunglobuline, die als Antikörper wie ein Schlüssel zu jeweils einem Antigen passen und mit diesem einen Immunkomplex bilden. Dies löst weitere Schritte der Abwehrreaktion aus und führt schließlich zur Zerstörung des Fremdkörpers.

Antikörper werden während des Rests des Lebens immer wieder nachgebildet und führen bei neuerlichem Kontakt mit dem gleichen Erreger zu einer so raschen und vollständigen Abwehr, dass es nicht zu einer Infektion kommt, ein Vorgang, der unter dem Begriff »Immunität« bekannt ist.

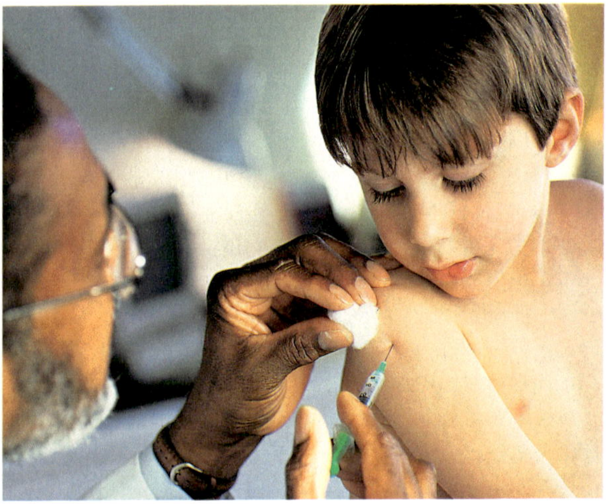

Das Prinzip der Antikörperbildung und der Immunität nutzt man für alle Impfungen.

T-Lymphozyten

Die T-Lymphozyten, die vor allem in der Thymusdrüse, die hinter dem Brustbein unterhalb des Halses liegt, geprägt werden, unterteilt man nach ihrer Funktion noch einmal in verschiedene Gruppen.

- **T-Helferzellen:** Sie markieren eingedrungene Fremdkörper und regen die B-Lymphozyten zur Antikörperproduktion an.
- **T-Suppressorzellen:** Sie regeln die interne Steuerung des Immunsystems und verhindern, dass eine Abwehrreaktion unnötig lange weitergeführt wird.
- **T-Killerzellen** (zytotoxische T-Zellen): Sie zerstören fremde und körpereigene Zellen, wenn diese als infiziert erkannt werden.

Zytokine wie Interferon, Interleukin und Tumornekrosefaktor sind Proteine, die von den Immunzellen gebildet werden und zahlreiche regulierende Funktionen im Immunsystem übernehmen. Große Hoffnungen auf diese Substanzen setzt man in der Behandlung von Autoimmunerkrankungen und bösartigen Tumoren. Die Therapien haben aber noch starke Nebenwirkungen und müssen weiter erforscht werden.

Immunglobuline

Die von den B-Lymphozyten produzierten Immunglobuline lassen sich aufgrund ihrer unterschiedlichen Struktur in fünf Klassen aufteilen, die von großer diagnostischer Bedeutung sind, da die einzelnen Klassen unterschiedliche Stadien einer Infektion markieren bzw. Hinweise auf eine allergische Reaktion oder Veranlagung geben können.

Die Hauptklassen der Immunglobuline sind:

- **Immunglobulin G (IgG):** Dieses kleinste Immunglobulin bildet etwa 75 Prozent aller Blutantikörper. Es entsteht erst etwa 20 Tage nach dem Erstkontakt mit einem Fremdkörper und markiert damit meist die Spätphase einer Erkrankung. Bei einem erneuten Kontakt mit dem selben Erregertyp steigen die IgG-Werte jedoch wesentlich rascher an. IgG-Antikörper werden über die Gebärmutter von der Mutter auf das ungeborene Kind übertragen.

Normalwerte der Immunglobuline

Immunglobulin G (IgB)	7–16 g/l
Immunglobulin A (IgA)	0,7–4,0 g/l
Immunglobulin M (IgM)	0,4–2,3 g/l
Immunglobulin E (IgE)	12–240 µg/l

- **Immunglobulin A (IgA):** 15 bis 20 Prozent aller Antikörper gehören zur IgA-Klasse. Sie sind die Antikörper der Sekrete und bilden damit den Schleimhautschutz.
- **Immunglobulin M (IgM):** Diese größten Abwehrzellen werden sehr rasch gebildet und markieren damit die Frühphase einer Infektion. Nach der Akutphase und mit zunehmendem Aufbau von IgG verringert sich die IgM-Konzentration im Blut rasch wieder.
- **Immunglobulin D (IgD):** Die Funktion dieses Immunglobulins ist noch nicht eindeutig geklärt. Die Konzentration im Blut ist im Vergleich zu den anderen Immunglobulinen nur sehr gering.
- **Immunglobulin E (IgE):** Diese Antikörper, die normalerweise nur in sehr kleinen Mengen vorkommen, sitzen an Mastzellen und Granulozyten. Sie sind die Antikörper einer allergischen Reaktion.

Eine ausgewogene Ernährung, genügend Schlaf und reichlich frische Luft sind die beste Unterstützung für Ihr Abwehrsystem.

Infektionen

Von einer Infektion spricht man, wenn sich Krankheitserreger (z. B. Viren oder Bakterien) im Körper so vermehrt haben, dass es zu Beeinträchtigungen von Körperfunktionen kommt. Typischerweise können die Erreger über verschiedene Übertragungswege von Körper zu Körper wandern, sei es durch die Atemluft, durch Hautkontakt oder durch Kontakt mit Blut oder anderen Körperflüssigkeiten.

Zu Infektionen kommt es immer dann, wenn die körpereigene Abwehr gar nicht, nicht rechtzeitig oder nicht wirkungsvoll genug funktioniert. Da das Blut für die Abwehr das zentrale Transportmittel ist, zeigt sich die Auseinandersetzung zwischen Krankheitserreger und Abwehrzellen in der Regel im Blut und den damit verbundenen Blutwerten. Bei Infektionskrankheiten kann man sich sowohl die Veränderungen der Leukozytenzahlen im kleinen Blutbild und im Differenzialblutbild als auch den Nachweis von zahlreichen Antigenen und/oder Antikörpern zunutze machen, um die Krankheit zu identifizieren.

Antibiotika wirken nur bei bakteriellen Infekten. Bei den häufigeren Virusinfektionen kann man nur Symptome lindern und das Immunsystem unterstützen.

Veränderungen im Blutbild

Bei bakteriellen Infektionen, Pilz- oder Parasitenbefall ist die Blutsenkungsgeschwindigkeit (Seite 19) deutlich beschleunigt und das C-reaktive Protein (Seite 26) deutlich erhöht. Im kleinen Blutbild findet man eine Leukozytose (über 10 000 Leukozyten pro Mikroliter Serum) und im Differenzialblutbild eine Vermehrung neutrophiler Granulozyten. Typisch für bakterielle Infekte ist auch eine so genannte Linksverschiebung im Differenzialblutbild, eine relative Vermehrung unreifer Granulozytenformen, der stabkernigen Granulozyten, auf Kosten der reiferen Formen (über fünf Prozent).

Bei Virusinfektionen sind dagegen die BSG- und CRP-Werte wenig verändert, und statt zu vieler findet man zu wenig Leukozyten (Leukopenie). Im Verlauf der Krankheit kommt es jedoch zu einer Vermehrung der Lymphozyten und der Monozyten.

Wird eine Vermehrung der so genannten eosinophilen Granulozyten im Differenzialblutbild festgestellt, so weist dies auf eine allergische Erkrankung oder einen Wurmbefall hin.

Erregernachweis

Häufig lassen sich Krankheitserreger bei einer Infektion direkt in Blut, Stuhl, Urin oder anderem Material aus dem Infektionsherd nachweisen. So sind einige Bakterien und Pilze direkt unter dem Mikroskop erkennbar. Andere müssen in einem Kulturmedium erst gezüchtet werden.

Sehr häufig ist heutzutage auch die Suche nach Antigenen und Antikörpern mit Hilfe der so genannten Serologie (siehe Seite 26). Diese Labortests erlauben über die Höhe der Antikörperspiegel – die Antikörpertiter – und die Unterscheidung der Immunglobulintypen auch eine Aussage über das Stadium einer Infektion bzw. über eine bestehende Immunität aufgrund einer früher durchgemachten Infektion.

Krebsmedikamente, Kortison und die Medikamente, die man nach einer Organtransplantation einnehmen muss, hemmen das Immunsystem. Deshalb sollte man sich in diesen Situationen besonders vor Ansteckungsgefahren schützen.

Immunschwäche

Wird man ständig krank und verlaufen Infektionen häufig besonders heftig, liegt in der Regel eine Störung der Abwehr, eine Immunschwäche, vor.

Es gibt zahllose Faktoren – häufig Stress und ungesunde Lebensweise –, die das Immunsystem schwächen. Neben der häufigen leichten Immunschwäche gibt es jedoch auch einige schwere, sehr ernst zu nehmende Erkrankungen, bei denen die mangelnde Abwehrfähigkeit lebensbedrohlich sein kann.

Maßnahmen gegen Abwehrschwäche

Es gibt angeborene Formen von Abwehrschwäche, die eine Behandlung durch Ihren Arzt erfordern. In vielen Fällen können Sie jedoch durch Ihre Lebensweise dazu beitragen, eine bestehende Abwehrschwäche abzubauen bzw., was noch besser ist, eine Abwehrschwäche überhaupt zu verhindern. Empfehlenswerte Maßnahmen sind insbesondere:

- Vermeiden Sie dauernden Stress und Überbelastung. Versuchen Sie, Ihr Leben mit ausreichend langen Erholungs- und Entspannungsphasen ruhiger zu gestalten.
- Auch im Schlaf regeneriert sich der Körper. Achten Sie deshalb darauf, dass Sie ausreichend und regelmäßig schlafen.
- Bewegen Sie sich regelmäßig an der frischen Luft.
- Regelmäßige sportliche Betätigung, vor allem Ausdauersportarten wie Wandern, Schwimmen oder Radfahren, steigern die Abwehr.
- Ernähren Sie sich ausgewogen und vielseitig, damit Ihr Körper alle wichtigen Nährstoffe bekommt und nicht zu viele Stoffe, die ihm schaden.
- Abhärtungsmaßnahmen, z. B. Sauna oder regelmäßige Wechselduschen, halten das Immunsystem fit.

Beim Sport liegt die Betonung auf »regelmäßig«. Wer sich mit kräftezehrenden - Leistungssporteinheiten ohne vorsichtigen Konditionsaufbau überfordert, schwächt seine Abwehrkraft anstatt sie zu stärken.

Angeborene und erworbene Abwehrschwächen

Selten kommt es zu angeborenem, zum Teil erblichem Mangel an B- und T-Lymphozyten. Sehr viel häufiger sind erworbene Abwehrstörungen durch Nierenschäden, chronische Darmerkrankungen, Virusinfekte, Tuberkulose, Verbrennungen, schwere Unfälle, Blutkrebs oder ärztliche Maßnahmen wie Bestrahlung, Chemotherapie oder Kortisonbehandlung. Bei allen Formen von Abwehrschwäche kommt es zu gehäuften Infekten und zu erhöhter Anfälligkeit für Tumoren und Autoimmunkrankheiten (Seite 101 ff.).

Die wohl bekannteste Immunschwächekrankheit ist heutzutage das »Aquired immune defiency syndrome« (AIDS). Der HI-Virus wurde 1984 entdeckt, viele weitere Virustypen wurden mittlerweile beschrieben.

AIDS

Etwa 20 Jahre nach Bekanntwerden der Immunschwächekrankheit AIDS (Acquired immune defiency syndrome) hat die Zahl der AIDS-Kranken weltweit die Millionengrenze weit überschritten, während über 30 Millionen Menschen mit dem Virus infiziert sind, das die Krankheit verursacht. Betroffen sind vor allem Afrika und Südostasien, aber auch in Deutschland kommt es jedes Jahr zu 2000 bis 2500 Neuinfektionen.

Die Anfänge

Erst um das Jahr 1980 herum gab es Berichte über eine neue rätselhafte Erkrankung, in deren Verlauf der Betroffene an einer von zahllosen Infektionen oder an bösartigen Tumoren verstarb und die sich mit rasender Geschwindigkeit von Zentralafrika aus über die ganze Erde auszubreiten begann. Da sie anfangs vor allem bei Homosexuellen grassierte, ergab sich der Verdacht einer Infektionskrankheit durch Sexualkontakt. 1984 wurde das verantwortliche Virus, das humane immunodefiency virus, kurz HIV, entdeckt, von dem inzwischen noch einige weitere Varianten bekannt sind.

Inzwischen ist die HIV-Infektion eine Bedrohung aller Bevölkerungsschichten, wenn sie sich auch in Europa vor allem durch Vorsorgemaßnahmen und Aufklärungskampagnen nicht mehr mit der anfänglichen Geschwindigkeit ausbreitet.

Übertragungswege

Das HIV lebt vor allem in den Körperflüssigkeiten wie Blut und Sperma. Ansteckungsgefahr besteht deshalb bei jedem ungeschützten – d. h. ohne Kondom durchgeführten – Geschlechtsverkehr und bei Kontakt mit infiziertem Blut. So können sich Ärzte und Krankenschwestern bei HIV-infizierten Patienten bei direktem Blutkontakt ebenso anstecken wie Babys während der Geburt oder über die Gebärmutter bei ihren Müttern.

Die in den vergangenen Jahren große Gefahr, sich durch eine Blutkonserve oder durch Blutprodukte anzustecken, ist durch die heutigen Testmethoden weitgehend beseitigt.

Keine Ansteckungsgefahr besteht beim alltäglichen Umgang mit HIV-Infizierten. Ungefährlich sind Umarmung, Händeschütteln, flüchtiges Küssen und gemeinsamer Gebrauch von Essgeschirr und Besteck.

Was machen die Viren im Körper?

Nachdem sie in den Körper gedrungen sind, vermehren sich die Viren in T-Lymphozyten und zerstören diese dabei. Somit fällt ein wichtiger Zweig der Immunabwehr zunehmend aus. An sich harmlose Keime, die normalerweise erfolgreich bekämpft werden, breiten sich ungehindert aus und verursachen zum Teil lebensbedrohliche Infektionen wie Lungenpilz, Lungenentzündungen, Tuberkulose, Hefepilzerkrankungen und Parasitenbefall. Durch den Ausfall der T-Lymphozyten können auch bösartige Gewebewucherungen nicht mehr zerstört werden, so dass es häufig zu Haut- und Lymphkrebs kommt. Die Zeitdauer von der Infektion bis zum Ausbruch der Krankheit ist unterschiedlich und kann viele Jahre betragen. Trotz zunehmend besserer Behandlungsmöglichkeiten, die die Erkrankung immer weiter hinauszögern können, verläuft AIDS jedoch weiterhin tödlich.

Nachweis der Infektion

Beim AIDS- oder HIV-Test wird nach Antikörpern gesucht, die der Körper gegen das Virus oder einzelne Bestandteile gebildet hat. Der Test besteht immer aus einem Antikörpertest und einem Bestätigungstest.

Da die Antikörper nicht sofort gebildet werden, kann es bis zu einem Vierteljahr nach einer Infektion dauern, bis Antikörper zu finden sind.

Der Test ist positiv, wenn Antikörper gefunden wurden. HIV-negativ bedeutet, dass keine Antikörper nachgewiesen werden konnten. Bei positivem HIV-Test wird das Ergebnis immer erst durch einen weiteren Test und eine Blutuntersuchung überprüft. Erst wenn diese Ergebnisse auch positiv sind, darf die Diagnose HIV-Infektion gestellt werden.

Auch die Menge der im Blut zirkulierenden Viren kann mittlerweile bestimmt werden. Diese so genannte Viruslast ist wichtig für Therapiewahl und Prognose der Erkrankung.

Ein kostenloser und anonymer HIV-Test wird von allen Gesundheitsämtern und von vielen Kliniken oder Beratungsstellen angeboten.

Schutz gegen eine Infektion

Den einzigen wirksamen Schutz gegen sexuelle Übertragung bieten Kondome, die auch alle anderen Geschlechtskrankheiten verhindern können. Vor allem bei wechselnden Partnerschaften und dann, wenn man dem Partner nicht absolut vertrauen kann, sollte die Benutzung eines Kondoms deshalb Standard sein.

Allergien

Unter den heutzutage weit verbreiteten Allergien versteht man eine überschießende Immunantwort auf eine Substanz aus der Umwelt, die mit dem Körper in Kontakt kommt und irrtümlicherweise als ein mit Antikörpern zu bekämpfendes Antigen (Allergen) eingeordnet wird.

Bei Allergien können Antihistamine, Medikamente, die die Histaminausschüttung durch die IgE-Antikörper verhindern, die Beschwerden lindern.

Die Neigung zu allergischen Reaktionen wird vererbt, so dass Kinder aus Familien mit allergischen Erkrankungen ein bis zu 50-prozentiges Risiko tragen, auch eine entsprechende Krankheit zu entwickeln.

Zusätzlich von Bedeutung sind jedoch auch Umweltfaktoren wie z. B. der wiederholte Kontakt des Körpers mit dem potenziellen Allergen, der im Lauf der Zeit zu einer Sensibilisierung führt, so dass auch bei Erwachsenen, die älter als 30 oder 40 Jahre sind, plötzlich Allergien wie Heuschnupfen auftreten, ohne dass vorher eine Überempfindlichkeit bestanden hätte. Bei Allergien werden solche mit Sofortreaktionen von solchen mit Spätreaktionen unterschieden.

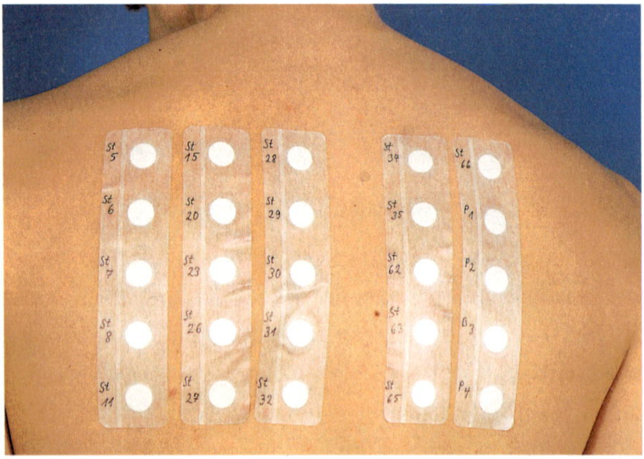

Ein Allergietest ist häufig eine etwas umständliche Angelegenheit, da auf eine große Anzahl möglicher Auslöser getestet werden muss.

Allergien vom Soforttyp

Heuschnupfen und allergisches Asthma sind typische Beispiele für Sofortreaktionen. Sie werden durch Haare, Staub oder Pollen ausgelöst, die mit der Atemluft eingeatmet werden. Auch auf Insektenstiche, Arzneimittel oder Nahrungsmittel können Sofortreaktionen auftreten. Diese können von Blutdruckänderungen, Hautausschlag, Schwellungen bis hin zu Bewusstlosigkeit und Herzstillstand reichen. Eine Überreaktion auf Insektenstiche oder Arzneimittel kann so beispielsweise durchaus lebensbedrohliche Formen annehmen (anaphylaktischer Schock).

Normalwerte für IgE: Kinder unter 4 Jahren: <10 U/ml Erwachsene: <100 U/ml

Allergien vom Spättyp

Typische allergische Spätreaktionen sind allergische Hautentzündungen auf bestimmte Metalle, Modeschmuck, Arbeitsmaterialien oder Inhaltsstoffe von Kosmetika. Diese Kontaktallergien zeigen sich in Rötungen, Schuppungen oder Blasenbildung auf der Haut. Da eine allergische Reaktion die Folge von zu hohen Immuglobulinspiegeln im Blut ist, können Blutwerte wichtige Informationen für den Arzt ergeben. Von Interesse ist hierbei vor allem die Höhe des IgE-Spiegels und das Auftreten spezifischer IgE-Antikörper gegen einzelne Allergene.

Heuschnupfen, allergisches Asthma und Neurodermitis werden als atopische Krankheiten bezeichnet. Gemeinsame Grundlage ist eine ererbte, von Geburt an erhöhte IgE-Produktion.

Diagnostik und Therapie von Allergien

Die genaue Beobachtung der Faktoren, die eine allergische Reaktion auslösen, ist für den Arzt ein entscheidender Faktor bei der Suche nach den Ursachen einer Allergie. Zusätzlich gibt es je nach Bedarf weiter gestreute oder stärker spezialisierte immunologische Tests zur Aufdeckung der auslösenden Allergene.

▶ **Hauttest:** Bei diesem weit gestreuten Screeningtest werden Testlösungen der häufigsten Allergene auf die Haut (entweder Unterarm oder Rücken) getröpfelt und anschließend die Haut darunter mit einer Nadel oder Lanzette fein angeritzt.
Dieser Test, der bereits nach 20 Minuten ablesbar ist, eignet sich vor allem für die Grobsuche nach Pollen-, Hausstaub- und Nahrungsmittelallergien.

Ein Epikutantest, bei dem die Testsubstanzen mittels Pflaster auf den Rücken geklebt werden, dient zur Aufdeckung einer Kontaktallergie. Nachdem die Pflaster ein bis zwei Tage aufgeklebt waren, muss man weitere ein bis zwei Tage warten, bevor das Ergebnis abgelesen werden kann.

▶ Im Fall eines konkreten Verdachts kann man mit der Variante des **Intracutantests** das im Verdacht stehende Allergen unter die Haut spritzen.

▶ Nur in Einzelfällen, wenn alle anderen Testmethoden keine verwertbaren Ergebnisse erbracht haben, kann man einen **Provokationstest** durchführen, bei dem das verdächtige Allergen inhaliert oder eingenommen wird. Da es bei diesem Test zu Schockreaktionen kommen kann, muss für fachmännische Hilfe und Gegenmittel gesorgt sein.

▶ Ein Labortest mit Blutuntersuchung ist der **RAST** (Radio-Allergo-Sorbent-Test), bei dem durch den Nachweis spezifischer Antikörper ein durch Anamnese und Hauttests bereits bestehender Verdacht bestätigt und die Stärke der Allergie bewertet werden kann. In Abhängigkeit von der Höhe der Antikörperspiegel (Titer) unterscheidet man Allergiesierungsklassen auf das betreffende Allergen.

RAST-Klasse	Ak-Titerhöhe
0	Nicht messbar
1	Niedrig
2	Mäßig hoch
3	Hoch
4	Sehr hoch

Autoimmunkrankheiten

Bei Autoimmunkrankheiten richten sich die Waffen des Immunsystems nicht mehr gegen fremde Eindringlinge, sondern gegen körpereigene Zellen. In diesem Fall ist das Erkennungssystem gestört, das eine Zelle als fremd und damit als unerwünschten Erreger von einer körpereigenen Zelle unterscheidet.

Bei Autoimmunkrankheiten werden vom Immunsystem Antikörper produziert, die Teile des eigenen Körpers schädigen oder zerstören. Diese so genannten Autoantikörper können über Blutuntersuchungen nachgewiesen werden. Nahezu alle Organe können von Autoimmunerkrankungen betroffen sein. Die wichtigsten Krankheiten sind jedoch:

- Rheumatische Erkrankungen
- Kollagenosen (z. B. Sklerodermie, Lupus erythematodes, Poly- oder Dermatomyositis und Sjögren-Syndrom)
- Diabetes mellitus Typ I

Weitere, weniger häufige Erkrankungen sind:

- Morbus Crohn und Colitis ulcerosa
- Vaskulitiden (Gefäßentzündungen)
- Hashimoto-Thyreoiditis (Schilddrüsenentzündung)
- Autoimmunhepatitis (Leberentzündung)
- Glomerulonephritiden (Nierenerkrankung)
- Myasthenia gravis (Muskelleiden)

Bei entsprechenden Beschwerden besitzen Autoantikörper eine recht gute Aussagekraft und ermöglichen dem Arzt die Unterscheidung verschiedener infrage kommender Ursachen.

Autoantikörper

Auch bei Gesunden werden von den B-Zellen des Immunsystems kleine Mengen von Autoantikörpern produziert, die aber durch hemmende Mechanismen des Immunsystems nicht aktiv werden. Der Nachweis von Autoantikörpern ist deshalb noch kein Beweis für eine Autoimmunerkrankung.

Es gibt zahllose verschiedene Autoantikörper. Die bekanntesten sind:

- Der Rheumafaktor (RF), der bei einigen, jedoch nicht bei allen chronisch rheumatischen Erkrankungen und Kollagenosen häufig »positiv« wird, d. h. nachzuweisen ist
- Die antinukleären Antikörper (ANA), die gegen verschiedene Strukturen im Zellkern gerichtet sind. Sie haben eine große Bedeutung in der Diagnostik von unklarem Fieber, wiederkehrenden Thrombosen, rheumatischen Erkrankungen oder Kollagenosen.

Auch zur Beobachtung eines Krankheitsverlaufs eignet sich die Autoantikörperbestimmung.

Nachweis von RF

Erkrankung	Prozent der Fälle
Chronische Polyarthritis	50–90
Lupus erythematodes (LE)	15–35
Sjögren-Syndrom	75–95
Sklerodermie	20–30
Polymyositis/Dermatomyositis	5–10

Nachweis von ANA

Erkrankung	Prozent der Fälle
Lupus erythematodes (LE)	95
Sklerodermie	90
Polymyositis/Dermatomyositis	50
Sjögren-Syndrom	50–95
Chronische Polyarthritis	20–50
Autoimmunhepatitis	60–100
Thyreoiditis	20–40
Leukämien	30–70
Normalpersonen >60 Jahre	bis 30
Normalpersonen <60 Jahre	bis 8

Rheumatische Erkrankungen

Die im medizinischen Sprachgebrauch chronische Polyarthritis (CP) genannte Erkrankung führt durch Entzündung der Gelenkinnenhaut zu einer chronischen Gelenk-, Schleimbeutel- und Sehnenscheidenentzündung. Typisch sind neben Müdigkeit, nächtlichem Schwitzen und Muskelschmerzen Schwellungen, Schmerzen und Morgensteifigkeit in den Fingergrundgelenken beider Hände. Die Entzündungen dehnen sich später auf größere Gelenke wie Ellbogen, Schultern oder Knie aus. Nur in 20 Prozent der Fälle findet man entlang den Sehnen oder unter der Haut kleine so genannte Rheumaknoten und in seltenen Fällen auch eine Entzündung von Herzbeutel, Rippenfell, Bindehaut und Gefäßen.

Werden rheumatische Erkrankungen nicht rechtzeitig behandelt, führen sie zur Zerstörung der betroffenen Gelenke.

Sonderformen sind das »Altersrheuma«, bei dem anfangs nur ein oder wenige Gelenke befallen sind und das deshalb oft als Arthrose verkannt wird, das kindliche »Rheuma« (juvenile chronische Arthritis) und besonders schwere Verlaufsformen mit heftigen Allgemeinbeschwerden, Leber- und Lymphknotenschwellung.

Bei Laboruntersuchungen findet man als Entzündungszeichen erhöhte Blutsenkung (BSG) und erhöhte Werte für das C-reaktive Protein (CRP).

Rheumafaktoren als Autoantikörper sind in 70 bis 80 Prozent der Fälle nachweisbar, antinukleäre Antikörper gegen Zellkerne in etwa 35 Prozent der Fälle.

Kollagenosen

Unter diesem Begriff versteht man eine Gruppe von Autoimmunkrankheiten, die sich vorzugsweise am Bindegewebe abspielen. Meist sind Frauen mit bestimmten Merkmalen der weißen Blutkörperchen (HLA-Typen) betroffen. Neben Hautveränderungen wie einer schmet-

terlingsförmigen Rötung im Gesicht (Lupus erythemadodes, Dermatomyositis) oder Hautschrumpfungen und Blässe (Sklerodermie) kommt es eigentlich immer zu Beschwerden an zahlreichen inneren Organen sowie Muskel- und Gelenkschmerzen. Häufig ist auch Fieber. Beim Sjögren-Syndrom leiden die Betroffenen vor allem unter trockenen, brennenden Augen und trockenem Mund. Im Blut findet man neben verschiedenen anderen Autoantikörpern in der Regel zum Teil sehr hohe Spiegel von antinukleären Antikörpern (ANA).
Eine Heilung der Erkrankung ist meist nicht möglich. Eine frühzeitig einsetzende Therapie ist jedoch sehr wichtig, um die fortschreitende Schädigung zu stoppen oder zumindest zu bremsen.

Tumormarker können bei der Suche nach einem Tumor die körperliche Untersuchung und die bildgebenden Verfahren, wie Röntgen, Computertomografie, Szinitigrafie oder Kernspintomografie nicht ersetzen. Erst wenn ein Tumor entdeckt und behandelt ist, haben sie eine gute Aussagekraft.

Tumormarker

Tumor ist die Bezeichnung für eine übermäßige, in der Regel ungehemmte und unkontrollierte Vermehrung einzelner Zellgruppen. Wenn dabei anderes Gewebe zerstört oder Tochtergeschwülste gebildet werden, spricht man von bösartigen Tumoren oder Krebsgeschwulsten.
Das Wachstum oder die Ausbreitung eines Tumors kann zu vermehrter Bildung von bestimmten Eiweißstoffen führen, die bei gesunden Menschen nicht oder nur in geringen Mengen vorhanden sind. Diese Eiweißstoffe können mit Hilfe serologischer Methoden nachgewiesen werden und so einen bestehenden Verdacht auf einen Tumor eventuell erhärten.
Obwohl die Forschung zu Tumormarkern große Fortschritte macht, sind diese Blutwerte immer noch mit großer Vorsicht bei der ärztlichen Diagnose einsetzbar. Insbesondere folgende Einschränkungen sind gegeben:

- Das Fehlen eines Tumormarkers kann nicht als sicherer Ausschluss einer Krebserkrankung gewertet werden, da vor allem im Frühstadium einer Erkrankung oft nur Normalwerte gemessen werden.
- Für einige Tumoren ist bisher noch kein Tumormarker identifiziert.
- Die Zuordnung eines Tumormarkers zu einem speziellen Organ ist nur selten möglich.
- Tumormarker können leicht oder mäßig erhöht sein, ohne dass ein Tumor vorliegt. Dies ist beispielsweise bei Krankheiten wie chronischer Darmentzündung oder Leberzirrhose oft zu beobachten.

Die Bedeutung von Tumormarkern liegt deshalb vor allem in der Therapie- und Verlaufskontrolle von bösartigen Tumoren und in der Einschätzung der Krankheitsprognose. Wenn ein Tumor als Ursache gesundheitlicher Beschwerden oder bei einer Routineuntersuchung entdeckt wurde, werden die Blutspiegel der dazugehörigen Tumormarker als Ausgangswerte festgehalten. Im Verlauf der Therapie und der Nachbeobachtung lassen sich über die Höhe der Tumormarkerspiegel dann folgende Aussagen machen:

- Sinkt der Spiegel unter einen als Cut-off-Wert bezeichneten Wert, der als unverdächtig gilt, wurde der Tumor wahrscheinlich vollständig entfernt.
- Sinkt der Tumormarkerspiegel zwar, bleibt aber oberhalb des Cut-off-Werts, ist vermutlich noch Tumorgewebe im Körper.
- Steigt der Spiegel nach einer Normalisierung wieder an, ist es zu einem so genannten Tumorrezidiv gekommen, d. h. aus einigen verbliebenen Zellen ist der Tumor wieder gewachsen. Dieser Wiederanstieg ist ein sehr wichtiges Überwachungskriterium, da er lange vor irgendwelchen Beschwerden auftritt.

Die Menge der Markerproteine im Blut variiert sehr stark und ist von zahlreichen Einflussgrößen abhängig. Deshalb spricht man in diesem Fall auch nicht von Normalwerten, sondern von Cut-off-Werten, die als normal und unverdächtig gelten.

Um einen bösartigen Tumor besiegen zu können, müssen häufig verschiedene Therapiemöglichkeiten kombiniert werden.

▸ Steigt der Tumormarkerspiegel plötzlich steil an, hat sich Tumorgewebe – so genannte Metastasen – wohl auch an anderen Stellen im Körper angesiedelt.
Nur in Einzelfällen ist eine Identifizierung der Krebsart durch Tumormarker möglich. So kann der Arzt bei einem Lebertumor aufgrund der gefundenen Marker zwischen Metastase und Leberzellkrebs unterscheiden. Für eine Vorsorgeuntersuchung eignen sich Tumormarker nur beim Prostatakrebs des Mannes. Hier erlaubt vor allem der Quotient aus freiem und Gesamt-PSA (prostataspezifisches Antigen) die Unterscheidung zwischen Prostatavergrößerung und Prostatakrebs.

Tumormarker und Cut-off-Werte

CEA	Lebermetastasen, Darmkrebs	Raucher 10 µg/l Nichtraucher 5 µg/l
AFP	Leberzellkarzinom	7,5 µg/l Schwangere 40–500 µg/l
CA 19-9	Gallenwegekarzinom/ Pankreaskarzinom	37 kU/l
CA 72-4	Magenkrebs	4 kU/l
CA 15-3	Brustkrebs	25 kU/l
CA 549	Brustkrebs	11 kU/l
MCA	Brustkrebs	15 kU/l
CA 125	Eierstockkrebs	35 kU/l
SCC	Gebärmutterhalskrebs	2 µg/l
NSE	Kleinzelliges Bronchialkarzinom	Erwachsene 12,5 µg/l Kind < 1 Jahr 25 µg/l
CYFRA	Nicht kleinzelliges Bronchialkarzinom	3,3 µg/l
TPA	Harnblasenkrebs	60 U/l
PSA	Prostatakrebs	gesamt 4,0 µg/l freies PSA/gesamt PSA < 0,15

Neben diesen Markern der ersten Wahl sind bei den beschriebenen Erkrankungen meist auch noch andere Markerproteine erhöht.
Auch bei zahlreichen, zum Teil zwar ernsten, aber doch gutartigen Erkrankungen, wie z. B. Hepatitis, Leberzirrhose, Lungenerkrankungen, Gallensteinen oder Gallenblasenentzündung, sind die Werte verschiedener Tumormarker erhöht.

Abstoßungsreaktionen

In der heutigen Zeit der Gewebeübertragungen ist die Verträglichkeit oder Unverträglichkeit von fremdem und eigenem Gewebe ein essenzieller Faktor für den Erfolg einer entsprechenden Behandlung.

HLA-Antigene

Ausgelöst wird eine auffällige Abwehrreaktion durch Antigene, die sowohl auf der Oberfläche des übertragenen Gewebes als auch auf den Lymphozyten des Empfängers zu finden sind, die humanen Leukozytenantigene (HLA).
Passen diese Antigene, die in vielfältigsten Konstellationen vorkommen, nicht zu denen des Empfängers, kommt es zu einer **Host-versus-graft-Reaktion,** einer Zerstörung des fremden Gewebes. Ist die Abwehrlage des Empfängers durch Blutkrebs oder eine Chemotherapie sehr schlecht, wie dies z. B. vor einer Knochenmarktransplantation der Fall ist, kommt es dagegen zu einer oft tödlichen **Graft-versus-host-Reaktion,** bei der das gespendete Knochenmark den Körper des Empfängers angreift. Um dies zu verhindern, wird vor jeder Transplantation ein Spender mit möglichst ähnlichen HLA gesucht.

Um das Risiko einer Graft-versus-host-Reaktion zu vermeiden, hat man das Verfahren der Stammzellentransplantation (SZT) entwickelt, bei dem den Betroffenen eigene Blutstammzellen entnommen werden, bevor man die kranken Knochenmarkzellen mit einer Chemotherapie zerstört.

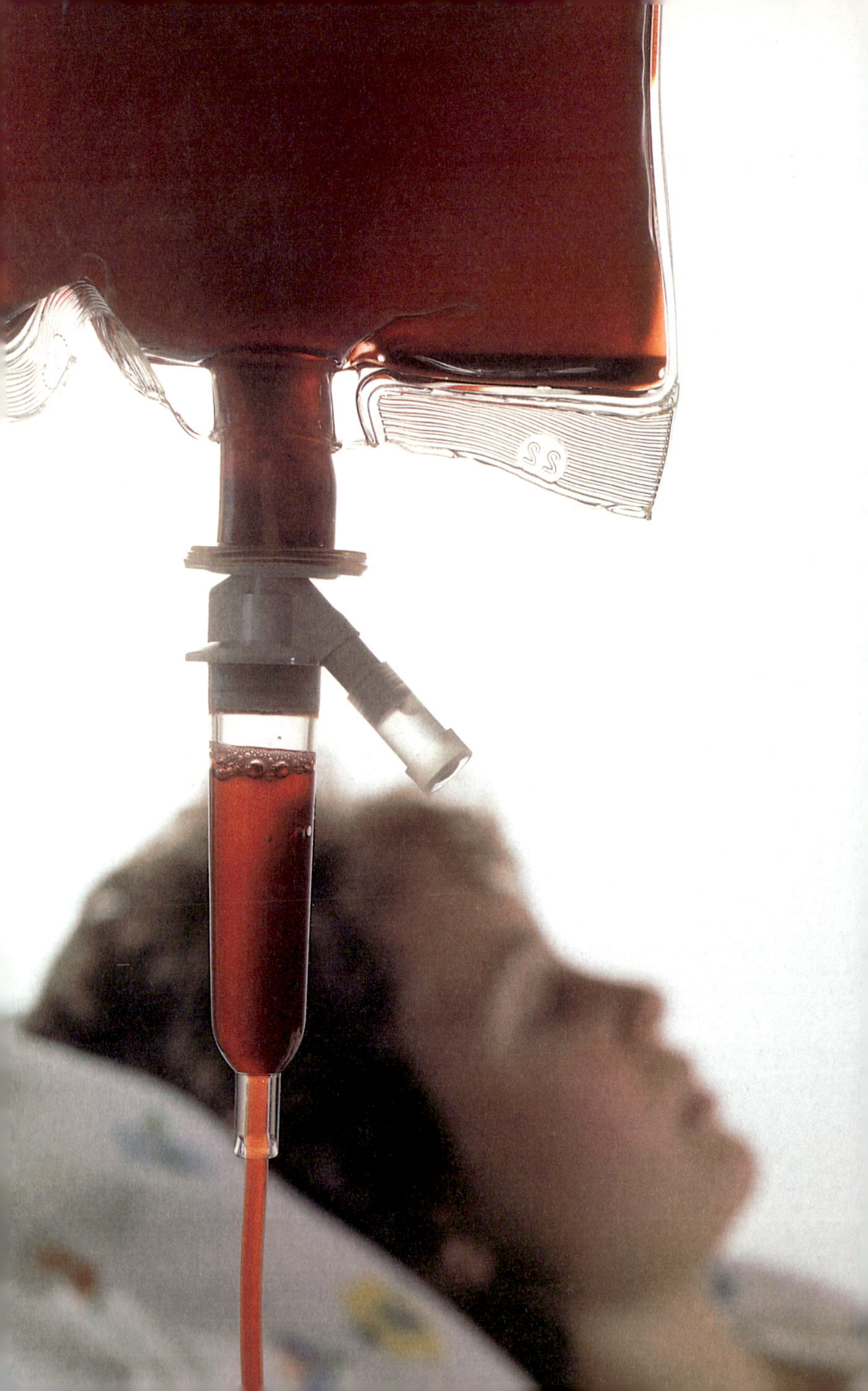

Die Blutzellen

Etwa fünf Liter Blut zirkulieren im Körper eines Erwachsenen. Bei der Zahl der darin enthaltenen Zellen handelt es sich jedoch nicht um eine feste Größe, sondern um ein Gleichgewicht aus ständigen Abbau- und Aufbauvorgängen. Wenn die Zellen nach ihrer Bildung und Reifung im Knochenmark ins Blut strömen, besitzen sie unterschiedliche Lebensdauer, bis sie absterben und abgebaut werden. Im Normalfall ist diese Bilanz ausgeglichen, sie kann jedoch im Fall einer Erkrankung oder eines starken Blutverlusts so aus dem Lot geraten, dass im schlimmsten Fall eine Bluttransfusion notwendig wird.

Ist die Blutbildung im Knochenmark gestört, werden Blutbildungsstätten in der Milz und der Leber aktiviert, was zu einer auffälligen Vergrößerung dieser Organe führt.

Normale Produktion der Blutzellen

Die Bildung der Blutzellen (Hämatopoese) erfolgt unter Einfluss verschiedener Hormone vor allem im Knochenmark, flacher Knochen wie dem Brustbein oder dem Beckenkamm. Im Blut bildenden Knochenmark, dem so genannten roten Knochenmark, werden die Zellen über verschiedene Reifungs- und Vermehrungsstufen aus ihren Stammzellen gebildet. Für diese Stammzellen und Reifungsformen hat das Knochenmark normalerweise eine Ausschwemmsperre, so dass sie nicht im Blutbild erscheinen. Findet man im Blutbild dennoch unreife Zellformen, wird entweder in Leber und Milz Blut gebildet oder die Produktion im Knochenmark ist durch eine bösartige Erkrankung außer Kontrolle geraten. Von Störungen der Blutbildung spricht man, wenn nicht genug Blutzellen gebildet werden. Diese Störung kann einzelne Zellarten oder das gesamte Knochenmark betreffen.

Bei einer Bluttransfusion werden das Blut des Empfängers und des Spenders durch eine Kreuzprobe auf Verträglichkeit gestestet.

Störungen der Blutbildung

Störungen der Blutbildung können durch eine Schädigung des Knochenmarks die gesamte Zellproduktion betreffen. Es kann sich aber auch um eine mangelhafte Produktion einzelner Zellarten handeln, worauf auch Gerinnungsstörungen zurückzuführen sind.

In 70 Prozent der Fälle lässt sich die Ursache für das Versagen der Blutzellproduktion nicht finden. Bei entsprechend veranlagten Menschen kann jedoch z. B. schon ein Infekt mit Herpesviren die fatale Autoimmunreaktion auslösen. Auffallend sind plötzliche Blutungen, Fieberanstieg, Atemnot und das Absterben von Gewebe.

Knochenmarkversagen

Eine Schädigung der gesamten Blutbildung ist lebensbedrohlich, da Sauerstoff fehlt, Infektionen nicht bekämpft werden können und unkontrollierte Blutungen auftreten. In seltenen Fällen tritt eine solche Erkrankung zu Beginn der Pubertät, in einer Schwangerschaft oder um das 70. Lebensjahr spontan auf, meistens ist sie jedoch Folge einer Knochenmarkschädigung durch Strahlen, Chemotherapie, Gifte oder Viren. Im Blutbild sind die Werte aller Blutzellen vermindert.

Blutarmut (Anämie)

Einen Mangel an Erythrozyten bezeichnet man als Anämie. Im Blutbild liegen die Werte für Erythrozyten, Hämoglobin und Hämatokrit unter den Normalwerten. Anzeichen einer Anämie sind:

- Schleimhautblässe (Lippen, Augenbindehaut)
- Schwäche
- Atemnot
- Kältempfindlichkeit
- Niedriger Blutdruck, Herzklopfen
- Eventuell Herzgeräusche
- Eisenmangelanämie

Es gibt zahlreiche Ursachen für eine Anämie, doch eine Störung der Hämoglobinbildung durch Eisenmangel ist mit 80 Prozent die häufigste Ursache. Betroffen sind vor allem Säuglinge, Kinder im Wachstumsalter und Frauen, da diese durch Menstruation, Schwangerschaften und Stillen sehr viel mehr Eisen benötigen und außerdem weniger Eisen im Körper speichern können als Männer. Aber auch chronische Blutungen, Leistungssport, Verdauungsstörungen, Entzündungen, Infektionen und Tumoren können zu einem vorübergehenden oder länger anhaltenden Eisenmangel führen.

Von latentem Eisenmangel spricht man, wenn die Werte im kleinen Blutbild zwar noch im Normbereich liegen, die Eisenspeicher aber schon geleert sind. Brüchige Nägel und Haare, Mundwinkelrhagaden (Risse), Nervosität, Kopfschmerzen und Konzentrationsstörungen können die Anzeichen dafür sein.

In diesem Fall findet man im Blutbild erniedrigte Werte für das Eisenspeicherprotein Ferritin (Seite 32).

Eine Eisenmangelanämie entwickelt sich häufig so langsam, dass die Betroffenen sich an die Minderung ihrer Leistungsfähigkeit gewöhnen und lange gar nicht an eine Krankheit denken.

Abhilfe bei Eisenmangel

Bei einer Eisenmangelanämie kann nur eine mehrmonatige Therapie mit Eisenpräparaten die Eisenspeicher wieder auffüllen.Es gibt jedoch ein paar Regeln, wie Sie einem Eisenmangel vorbeugen können:

- Essen Sie regelmäßig Fleisch und Eier, da tierisches Eisen sehr viel besser als pflanzliches Eisen aufgenommen wird.
- Essen Sie reichlich Vollkornprodukte, Hülsenfrüchte, Kartoffeln, Karotten, Lauch, Pilze, Erdbeeren und Schwarze Johannisbeeren.
- Essen Sie viel Rohkost, da beim Kochen Eisen verloren geht.
- Kombinieren Sie eisenreiche Nahrungsmittel mit Vitamin C, da dieses die Eisenaufnahme verbessert.
- Reduzieren Sie Ihren Nikotin-, Tee-, Kaffee- und Alkoholkonsum, denn dies hemmt die Eisenaufnahme.

Weitere Ursachen

Die Gefahr von Thrombosen ist eindeutig erhöht, wenn man im Blutbild zu hohe Thrombozyten- oder Erythrozytenwerte misst. Sehr viel häufiger sind jedoch Krampfadern, in denen sich das Blut staut, Herzschwäche, Herzrhythmusstörungen, funktionslose Herzbezirke nach einem Herzinfarkt oder beschädigte und verengte Gefäße bei der Arteriosklerose die Ursache für Thrombosen und Embolien.

Neben der Eisenmangelanämie gibt es jedoch auch noch andere Ursachen für einen Erythrozytenmangel. Eine weitere Mangelanämie ist die Vitamin-B12-Mangelanämie durch Fehlernährung oder Aufnahmestörungen nach Magen-Darm-Operationen. Diese Anämieform kommt bei Alkoholikern und älteren Menschen besonders häufig vor. Die Erythrozyten sind auffallend groß. Kugelzellanämie, Favismus, Sichelzellanämie und Thalassämie sind angeborene Störungen, bei denen die Erythrozyten so verändert sind, dass sie sehr viel schneller als normal abgebaut werden. Die Betroffenen leiden unter Schmerzattacken, und die Milz ist vergrößert. In manchen Fällen hilft eine Milzentfernung, in anderen Fällen ständige Bluttransfusionen.

Gerinnungsstörungen

Übermäßige oder mangelhafte Gerinnungsfähigkeit des Bluts bezeichnet man als Gerinnungsstörung. Ist eine Blutung zu lang, zu stark oder blutet es ohne Anlass, spricht man von krankhafter Blutungsneigung. Neigt das Blut hingegen zum Verklumpen, spricht man von Thromboseneigung.

Eine krankhafte Blutungsneigung wird in 80 Prozent der Fälle dadurch bedingt, dass zu wenige oder funktionsuntüchtige Thrombozyten im Blut kreisen. Andere Ursachen sind das Fehlen einzelner Gerinnungsfaktoren (Koagulopathien) oder Veränderungen der Gefäßwände. Ein Mangel an Thrombozyten entsteht durch eine Knochenmarkschädigung oder Autoimmunreaktionen. Koagulopathien sind angeboren oder durch Leberschäden, Autoantikörper oder einen Mangel an Vitamin K bedingt.

Die wichtigsten angeborenen Koagulopathien sind die Bluterkrankheit und das v. Willebrand-Syndrom. Die Bluterkrankheit führt zu großflächigen Blutungen in den Gelenken, die dadurch häufig zerstört werden. Betroffen sind hauptsächlich Jungen und Männer, da die Krankheit über ein defektes X-Chromosom vererbt wird. Das v. Willebrand-Syndrom ist harmloser. Allerdings muss man auch hier bei Operationen besonders vorsichtig sein, und die Einnahme von Aspirin ist verboten. Männer und Frauen sind von diesem Syndrom gleich häufig betroffen. Blutungen durch Gefäßschäden sind in der Regel durch Autoimmunreaktionen bedingt. Die Diagnose und Unterscheidung der verschiedenen Ursachen erfolgt über Gerinnungstests und Einzelfaktorenbestimmung im Labor.

Meistens sind Lymphknoten wegen eines Infekts geschwollen. Eine schmerzlose Schwellung ist jedoch verdächtig und sollte unbedingt durch eine Blutuntersuchung geklärt werden.

Bösartige Tumoren der Blutzellen

Kommt es zu einer ungezügelten Vermehrung einer Sorte von Blutzellen, wird die Bildung der anderen Arten mehr oder weniger stark eingeschränkt. Dies führt zu Symptomen wie Blässe, Infektanfälligkeit oder Blutungen, die den Betroffenen zum Arzt führen.

Leukämien

Eine Leukämie (griech. weißes Blut) ist eine bösartige Erkrankung des Knochenmarks, bei der übermäßig viele, meist unreife und nicht funktionstüchtige Leukozyten gebildet und ins Blut ausgeschwemmt werden. Man unterscheidet vier Leukämietypen:

- Akute lymphatische Leukämie ALL
- Akute myeloische Leukämie AML
- Chronische lymphatische Leukämie CLL
- Chronische myeloische Leukämie CML

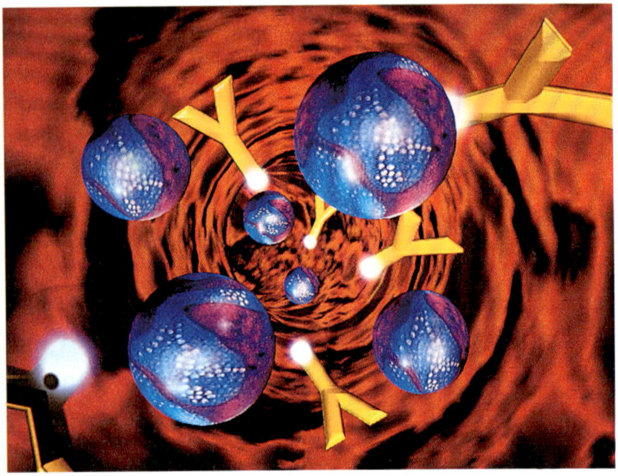

Die B-Lymphozyten sind für die Bildung von Antikörpern (y-förmig) zuständig.

Ist bei einem älteren Patienten, der seinen Arzt wegen Krankheitsgefühl und Knochenschmerzen aufsucht, die BSG (Blutsenkung) sehr stark beschleunigt, sollte unbedingt eine Eiweißelektrophorese gemacht werden, um ein so genanntes Plasmozytom auszuschließen.

Die akuten Formen sind Tumoren des Kindesalters. Die ALL ist der häufigste Tumor bei Kindern überhaupt und dort verantwortlich für 80 Prozent der Leukämien.

Die chronischen Formen kommen dagegen meist im mittleren bis höheren Lebensalter vor. Die chronische lymphatische Leukämie ist die häufigste Leukämieform. Die Erkrankungsgefahr steigt mit zunehmendem Alter. Entdeckt wird sie meist durch Zufall über das Blutbild, wo sie eine anhaltende Erhöhung der Lymphozytenwerte bewirkt. Verdächtig sind auch gehäufte Hautveränderungen.

Die CML erzeugt die höchsten Leukozytenwerte aller Leukämien. Bei fast allen Betroffenen findet man außerdem ein verändertes Chromosom (Philadelphia-Chromosom).

Neben dem Blutbild liefert bei diesen Erkrankungen vor allem eine Knochenmarkpunktion die notwendigen Informationen für die Diagnose. Die Heilungserfolge sind bei Kindern recht hoch, bei Erwachsenen noch eher mäßig.

Lymphozytentumoren

Diese auch als maligne Lymphome bezeichneten Erkrankungen unterteilt man in zwei Gruppen:

- Hodgkin-Lymphom
- Non-Hodgkin-Lymphome

Gemeinsam ist diesen Erkrankungen die unkontrollierte Produktion funktionsuntüchtiger Lymphozyten in den Lymphknoten und im lymphatischen Gewebe anderer Organe. Auffällig sind derbe, schmerzlose Schwellungen einzelner oder mehrer Lymphknoten, Fieber, Nachtschweiß, Schwäche und Gewichtsverlust. Bei B-Zell-Lymphomen kann es zu Veränderungen in der Eiweißelektrophorese kommen. Ansonsten ist vor allem am Anfang eine Lymphknotenbiopsie die entscheidende Untersuchung.

Die Blutgruppe kann von jedem Hausarzt bestimmt werden. Bei Unfällen kann es wichtig sein, den Impfausweis mit der Blutgruppeninformation bei sich zu tragen.

Blutgruppen

Erythrozyten und Leukozyten tragen an ihrer Oberfläche Eiweißstrukturen, die vom eigenen Immunsystem toleriert werden, bei Kontakt mit einem fremden Immunsystem jedoch als Antigene wirken und zu einer eventuell tödlich verlaufenden Abwehrreaktion führen können.

Das ABO-System

Bei den Erythrozyten unterscheidet man zwei verschiedene Eiweiße, die einzeln oder gemeinsam auf der Zelloberfläche sitzen können. Diese Strukturen nennt man Blutgruppenmerkmale. Personen einer Blutgruppe haben in ihrem Serum gleichzeitig Antikörper gegen die anderen Blutgruppen. Nur Träger der Blutgruppe AB haben keine Antikörper im Serum.

Blutgruppen des ABO-Systems

Gruppe	Antigen	Antikörper
Blutgruppe A	Antigen A	Anti-B
Blutgruppe B	Antigen B	Anti-A
Blutgruppe AB	Antigen A Antigen B	Keine
Blutgruppe o	Keine	Anti-A Anti-B

Bluttransfusion und Kreuzprobe

Kommen nun bei einer Bluttransfusion Blutgruppen zusammen, die nicht zusammen passen, werden die Blutkörperchen zerstört, was immer lebensbedrohlich ist. Aufgrund möglicher Unverträglichkeitsreaktionen kann man also nicht ohne weiteres Blut von einem Menschen auf einen anderen übertragen. Vor jedem operativen Eingriff gehört eine Blutgruppenbestimmung deshalb zur Routine.

Aus Angst vor einer AIDS-Infektion durch Blutkonserven wird immer häufiger eine Eigenblutspende abgegeben, wenn eine Operation geplant ist, so dass der Patient im Notfall sein eigenes Blut erhält.

Vor einer Blutübertragung (Transfusion) müssen die Blutgruppen von Spender und Empfänger bekannt sein; zusätzlich muss außerdem die Blutverträglichkeit zur Sicherheit durch eine so genannte Kreuzprobe getestet werden.

Regeln zur Blutübertragung

- Im Notfall kann Blut der Blutgruppe 0 (»Null«)allen Menschen gegeben werden.
- Menschen mit Blutgruppe AB können von allen anderen Gruppen Blut bekommen.
- Personen mit Blutgruppe A nur von A und von 0
- Personen mit Gruppe B nur von B und 0
- Träger der Blutgruppe 0 vertragen ausschließlich Blutgruppe 0.

Der Rhesusfaktor

Eine weitere spezifische, blutgruppenähnliche Eigenschaft des Bluts ist durch den so genannten Rhesusfaktor (Rh) bestimmt. Auch der Rhesusfaktor ist ein Merkmal der Erythrozyten. 85 Prozent der Europäer tragen ihn auf ihren roten Blutkörperchen und sind dadurch Rh-positiv (Rh oder D). Die restlichen 15 Prozent sind rh-negativ (rh oder d). Kommen Personen ohne Rhesusfaktor z. B. durch eine Fehltransfusion mit Rh-positivem Blut oder durch eine Schwangerschaft mit einem Rh-positiven Kind in Kontakt mit dem Faktor, bilden sie häufig Antikörper, die bei einem erneuten Kontakt, z. B. einer weiteren Schwangerschaft, zu einer schweren Hämolyse (Zerstörung der Blutkörperchen) und Gelbsucht beim ungeborenen Kind führen können (Morbus hämolyticus neonatorum). Um dies zu verhindern, gibt man einer rh-negativen Mutter direkt nach der Geburt eines Rh-positiven Kindes ein Rhesusantikörperkonzentrat (Anti-D-Prophylaxe) als passive Impfung, um die Antikörperbildung der Mutter zu verhindern.
Der Rhesusfaktor wird deshalb bei jeder Blutgruppenbestimmung, spätestens aber bei einer Schwangerschaft bestimmt.

Das D-Merkmal wird dominant vererbt, so dass bei einem Rh-positiven-Elternteil eine mindestens 50-prozentige Wahrscheinlichkeit besteht, dass auch das Kind Rh-positiv ist.

Kreuzprobe

Mit dieser wichtigsten Untersuchung bei Transfusionen prüft man die Verträglichkeit des Empfängerserums mit den Spendererythrozyten (Majorprobe). Führt man anschließend die umgekehrte Probe durch, ist die Kreuzprobe vollständig. Auf diesen zweiten Teil, der der Probe den Namen gab, kann man bei offiziell geprüften Blutkonserven jedoch verzichten.

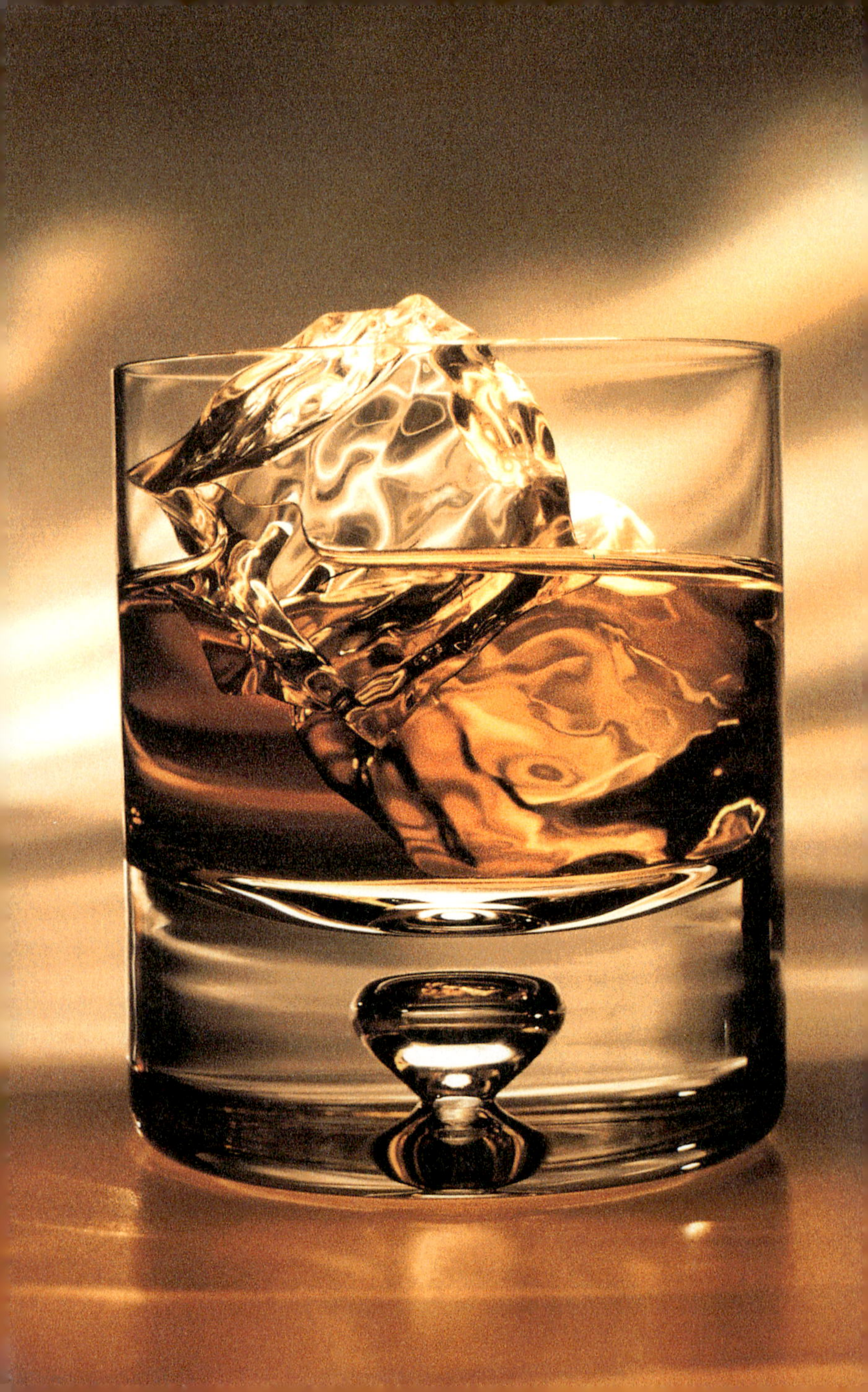

Arzneimittel und Alkohol

Sehr viele Arzneimittel benötigen das Blut als Transportmedium, um an diejenigen Stellen im Körper zu gelangen, an denen sie ihre Wirkung entfalten sollen. Aus diesem Grund finden sich auch die entsprechenden Medikamentenkonzentrationen im Blut, und sie können über gezielte Blutuntersuchungen mit Messung der relevanten Blutwerte kontrolliert werden. Drogen und Alkohol entwickeln ihre Wirkung in der Regel ebenfalls erst dann, wenn sie in den Blutkreislauf gelangt sind und von dort das Gehirn oder das Nervenzentrum erreicht haben. Aus diesem Grund können Blutwerte dazu verwendet werden, den Konsum von Drogen oder Alkohol nachzuweisen.

Bei Medikamenten, die im Gewebe gespeichert werden, bei Erkrankungen mit Aufnahme- oder Ausscheidungsstörungen, bei einer Behandlung mit Medikamenten, die einander verstärken oder verdrängen, oder einfach bei Medikamenten, die gefährliche Nebenwirkungen haben, ist immer eine Kontrolle des Serumspiegels wichtig.

Arzneimittelspiegel

Ein Arzneimittel ist nach der Definition der Weltgesundheitsorganisation (WHO) jede Substanz, die einem Lebewesen in der Absicht verabreicht wird, die physiologischen Vorgänge oder krankhaften Veränderungen so zu verändern, dass der Empfänger davon einen Nutzen hat.

Pharmaka dagegen sind Stoffe erst dann, wenn sie:

- In einem Lebewesen bei Zufuhr bestimmter Dosen auf bestimmten Übertragungswegen und in bestimmten Zeitabständen eine nachweisbare, erwünschte biologische Wirkung haben
- Die unerwünschten Nebenwirkungen einen Einsatz nicht unmöglich machen

Ein Zuviel an Alkohol sollte auf jeden Fall stets vermieden werden.

Ein Gift schließlich ist laut Definition jeder Stoff, der ein biologisches System bei Zufuhr in bestimmten Dosen auf bestimmten Wegen in bestimmten Zeitabständen schädigt. Ob eine Substanz als Pharmakon oder als Gift wirkt, ist dabei häufig nur eine Frage der Dosis.

Über zahlreiche chemische Tricks stellt die Pharmaindustrie je nach Bedarf langsam oder schnell, kurzzeitig oder anhaltend wirkende Medikamente her.

Arzneimittelwirkung

Damit ein Fremdstoff (Pharmakon oder Gift) an seinen Wirkungsort gelangt und eine Wirkung auslöst, muss er mit körpereigenen Strukturen Bindungen eingehen. Man unterscheidet hierbei zwei verschiedene Typen von Bindungen:

- Kovalente Bindungen, auch irreversible Bindungen genannt, sind besonders fest. Bei ihnen treten häufig unerwünschte Wirkungen wie Keimschädigung, Kanzerogenität (Krebsauslösung) und Allergieauslösung auf.
- Wasserstoffbrückenbindungen und Ionenbindungen, die besonders häufig zwischen Fremdstoffen und körpereigenen Strukturen geschlossen werden, sind dagegen relativ leicht lösbare Verbindungen, wodurch Abbau und Ausscheidung erleichtert werden.

Ein weiterer wichtiger Faktor für die Wirkung eines Fremdstoffs ist die Aufnahme- und Verteilungsgeschwindigkeit im Körper bzw. der Prozentsatz, zu dem der Fremdstoff überhaupt aufgenommen wird. Dieser als biologische Verfügbarkeit bezeichnete Vorgang hängt stark von der Art der Applikation ab. So ist z. B. bei einer Injektion in die Blutbahn bereits nach 15 bis 30 Sekunden der gesamte Fremdkörper mit dem Blut vermischt, während dies bei der Injektion in den Muskel ungefähr eine halbe Stunde dauert. Bei Aufnahme durch den Mund dauert es je nach dem noch länger. Außerdem gelangt hierbei nur ein Teil der zugeführten Dosis am Ende wirklich ins Blut.

Abbau von Arzneimitteln

Vor allem durch Enzyme in der Leber, jedoch auch in einigen anderen Organen werden die Fremdstoffe und Arzneimittel durch Umwandlungs- und Kopplungsreaktionen abgebaut. Die Ausscheidung aus dem Körper erfolgt dann vor allem über die Nieren, zusätzlich (je nach Substanz) auch über Darm, Haut und Lunge. Verschiedene Faktoren beeinflussen den Abbau:

- Fettlösliche Stoffe werden leichter umgewandelt.
- Substanzen, die zum Abbau die gleichen Enzyme benötigen, behindern gegenseitig ihren Abbau.
- Ist die Leber geschädigt oder sind ihre Enzyme z. B. beim Kleinkind noch nicht voll funktionstüchtig, ist der Abbau von Fremdstoffen verlangsamt.
- Ist die Nierenfunktion gestört, ist die Ausscheidung verzögert.
- Einige Substanzen aktivieren Enzyme und beschleunigen dadurch den Abbau anderer.

Viele Medikamente können Schwangeren, Kleinkindern oder älteren Menschen nicht oder nur in angepassten Mengen gegeben werden.

Welche Arzneimittel muss man messen?

Vor allem bei Leber- und Nierenschäden und bei Medikamenten, die nur in einem sehr schmalen Konzentrationsbereich günstig, sonst aber schädlich wirken, ist eine regelmäßige Kontrolle der Blutspiegel erforderlich. Beispiele für potenziell gefährliche Medikamente sind:

- Antibiotika (Aminoglykoside, Chloramphenicol, Vancomycin)
- Antiepileptika
- Lithium
- Immunsuppressiva (Ciclosporin A)
- Zytostatika (Methotrexat)
- Herzglykoside (Digoxin, Digitoxin)
- Theophyllin

Herzglykoside

Herzinsuffizienz ist eine schlechter werdende Pumpleistung des Herzes, die Beschwerden wie Atemnot und Beinödeme verursacht. Herzrhythmusstörungen sind hingegen Koordinationsfehler im Pumpablauf, die sich als Herzstolpern und Herzrasen äußern und einen plötzlichen Herztod oder Embolien verursachen. Gefäßerweiternde Präparate, gemeinsam mit Entwässerungsmitteln und herzstärkenden Glykosiden haben sich hier bewährt.

Ursprünglich pflanzlich

Herzwirksame Glykoside werden heute industriell zur Behandlung einer Herzinsuffizienz und spezieller Herzrhythmusstörungen hergestellt, sind ursprünglich jedoch pflanzliche Substanzen aus Fingerhut, Meerzwiebel, Maiglöckchen und Weißdorn. Zahlreiche ältere Menschen werden mit diesen hochwirksamen, herzstärkenden Medikamenten behandelt.

Da die Herzglykoside jedoch nur eine enge therapeutische Breite haben, also schon bei geringer Überdosierung giftig wirken, muss man bei ihrer Anwendung einige wichtige Gesichtspunkte beachten und den Arzneimittelspiegel regelmäßig überprüfen.

Wirkungsweise

Herzglykoside wirken auf den Herzmuskel dadurch, dass sie an den Muskelzellen des Pumpmechanismus, der Natrium- und Kalziumionen in die Zellen und Kalium aus ihnen heraustransportiert, hemmen. Damit verbessert sich die Muskelkraft und die Erregbarkeit des Herzes. Bei Überdosierung des Medikaments jedoch verschlechtern sich diese durch Kaliummangel in den Zellen wieder.

Erhöhte Vergiftungsgefahr

Im Alter, bei bestehenden Herznarben z. B. nach Herzinfarkt und bei hohen Kalziumspiegeln reagiert das Herz empfindlicher auf die Herzglykoside. Eine ähnliche Wirkung haben Medikamente, die das Herz anregen, wie Schilddrüsenhormone oder Theophyllin, die den Abbau der Herzglykoside bremsen, oder Mittel, die die Kaliumausscheidung erhöhen, wie z. B. Entwässerungsmittel, Abführmittel und Kortison.

Kalium und Magnesium dagegen schützen das Herz, wenn sie in begrenzten Mengen gegeben werden.

Digitalisvergiftung

Brechreiz, Durchfall, Farbensehen und langsame oder schnelle Herzrhythmusstörungen sind die Symptome einer Digitalisvergiftung. Eine schnell einsetzende ärztliche Behandlung ist unbedingt notwendig, um die tödliche Gefahr eines Herzstillstands zu verhindern.

Dosierung

Herzglykoside haben eine unterschiedliche, zum Teil sehr langsame Abbaurate. Deshalb müssen die Einnahmeabstände und -mengen sehr genau berechnet und ganz exakt eingehalten werden. Zusätzliche Regeln müssen beachtet werden, wenn der Patient unter Nierenfunktionseinschränkungen leidet und andere Medikamente einnimmt.

Nach ihrer Abbaugeschwindigkeit und ihrem Ausscheidungsweg unterscheidet man zwei wesentliche Herzglykoside:

- Digoxin
- Digitoxin

Digoxin hat eine Halbwertszeit von annähernd zwei Tagen, d. h., es wird innerhalb dieser Zeit um die Hälfte abgebaut. Da es nahezu vollständig über die Nieren ausgeschieden wird, muss es bei einer Einschränkung der Nierenfunktion niedriger dosiert werden.

Digitoxin ist erst nach sechs bis acht Tagen um die Hälfte abgebaut. Umso geringer sind die Mengen, die man täglich zu sich nehmen darf. Ausgeschieden wird Digitoxin jedoch über den Darm, so dass man die Dosierung auch bei eingeschränkter Nierenfunktion nicht ändern muss.

Einzuhaltende Serumspiegel

- Digoxin: 70–200 ng/dl
- Digitoxin: 1,2–2,5 µg/dl

Die Einnahme und Dosierung der Herzglykoside sollte immer unter ärztlicher Kontrolle stehen.

Weißdorn ist ein mildes, herzwirksames Heilmittel – auch bei längerer Einnahme ohne Nebenwirkungen.

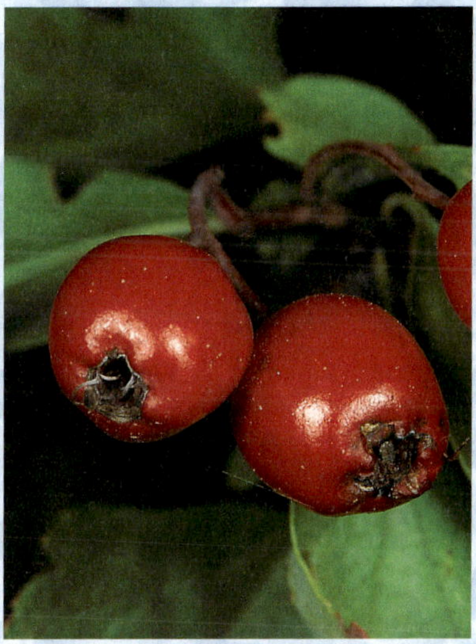

- Aminoglykoside und Vancomycin rufen in zu hoher Dosierung Ohren- und Nierenschäden hervor, während Chloramphenicol die Blutbildung schädigt.
- Antiepileptika zur Therapie von epileptischen Anfällen rufen in zu hoher Dosierung Herzrhythmusstörungen, Hautreaktionen, Nieren- und Blutbildschäden, Kopfschmerzen, Erbrechen, Schwindel und Depressionen hervor. Spricht eine Therapie mit Antiepileptika nicht an, dann kann man über die Arzneimittelspiegel prüfen, ob sie vom Betroffenen überhaupt regelmäßig eingenommen werden.
- Lithium, das zur Therapie von Depressionen verwendet wird, führt in zu hoher Dosierung zu Muskelzuckungen, zu Gangstörungen und Krämpfen und im schlimmsten Fall zu einem Koma.
- Ciclosporin A führt zu schweren Nieren-, Leber- und Nervenschäden und eventuell zu schwerer Abwehrschwäche, wenn es zu hoch dosiert wird.
- Methotrexat, das zur Therapie bösartiger Tumoren eingesetzt wird, kann zu schwerer Schädigung der Blutbildung, zu Magen- oder Darmgeschwüren, zu Nierenversagen und Nervenschäden führen.
- Theophyllin, das vor allem bei Asthma eingesetzt wird, führt in zu hoher Dosis zu Herzrhythmusstörungen, plötzlichem Blutdruckabfall, Krampfanfällen, Magen-Darm-Blutungen, Übelkeit und Kopfschmerzen.

Bei einer Therapie mit Gerinnungshemmern werden nicht die Medikamentenspiegel im Blut bestimmt, sondern ihre Wirkung durch regelmäßige Kontrollen des Quick- und des PTT-Werts überwacht. Angestrebt wird ein Quick von 15 bis 40 Prozent und eine Verlängerung der PTT-Zeit auf das Doppelte des Normalwerts.

Blutalkoholwerte

Wenn wir Alkohol in Bier, Wein, Spirituosen oder anderen alkoholischen Getränken trinken, so gelangt der Alkohol über verschiedene Wege ins Blut. Sehr schnell ist der Übergang über die Zunge oder die Schleimhäute im Mundbereich, langsamer ist die Aufnahme (Resorption) über den Magen oder den Darm. Die rauschartige Wirkung entfaltet der Alkohol erst, wenn er sich im Blut befindet und darüber ins Gehirn transportiert wird. An den Hirnzellen hemmt der Alkohol ähnlich wie eine Narkose die Aktivität.

Abbaumechanismus in der Leber

Die Ausscheidung und Entgiftung des Alkohols erfolgt zu 85 bis 90 Prozent über die Leber, zu 0,2 bis 10 Prozent über die Nieren und zu 0,5 bis 5 Prozent über die Atemluft. Die tödliche Alkoholdosis liegt für Erwachsene bei der kurzfristigen Aufnahme von 250 bis 750 Gramm reinem Alkohol, d. h. etwa einem halben Liter 40-prozentigem Schnaps. Für Kinder ist bereits ein Zehntel des unteren Werts tödlich.

Faktoren für den Vergiftungsgrad sind neben der Menge

- Die Alkoholkonzentration
- Die Aufnahmegeschwindigkeit (schnell über Mundschleimhaut, schnell bei leerem Magen)
- Das Geschlecht
- Zusätzlich eingenommene Medikamente (Schlafmittel/Psychopharmaka)

Chronische Alkoholiker »vertragen« etwas mehr Alkohol, weil in ihrer Leber ein zweites Enzymsystem aktiviert ist. Dies schützt sie jedoch nicht vor den langfristigen Folgen des Alkoholmissbrauchs.

Chronischer Alkoholmissbrauch

Im Lauf der Zeit werden durch wiederholten übermäßigen Alkoholgenuss die Nervenzellen im Gehirn derart geschädigt, dass sie absterben. Bewusstseinsstörungen, Verwirrung, Intelligenzverlust, Bewegungs- und Gefühlsstörungen sind die Folge.

An der Leber führt diese chronische Vergiftung zu Fettleber und Leberzirrhose. Häufig treten eine chronische Magenentzündung, eine Entzündung der Bauchspeicheldrüse, Mangelernährung, Bluthochdruck, Herzschäden und eine Speiseröhrenentzündung auf.

Alkoholismus: Volkskrankheit

Alkoholmissbrauch ist auf der ganzen Welt verbreitet. In Europa und den USA leiden fünf bis zehn Prozent der Bevölkerung an dieser Krankheit. In Osteuropa sind es sogar mehr. Damit zählt Alkoholismus neben den Herz-Kreislauf- und den Krebserkrankungen zu den drei häufigsten Krankheiten. Unbehandelt führt er oft zum Tod. Die Lebenserwartung ist um durchschnittlich 15 Jahre verkürzt. Personen, die bereit sind, vom Alkohol wegzukommen, haben jedoch eine Chance von 70 Prozent, wenn sie Hilfen konsequent nutzen.

Ab 1,5 bis 2,0 Promille gilt man als betrunken, vorher können leichte Bewegungs- und Konzentrationsstörungen auftreten. Bei drei bis fünf Promille besteht die Gefahr eines Komas mit tödlichen Folgen.

Alkoholtest

Die Messung des Blutalkohols erfolgt meist aus forensischen Gründen oder bei Verdacht auf eine akute Alkoholvergiftung. Für die Messung stehen zwei prinzipiell unterschiedliche Wege zur Verfügung:

- Alkoholmessung in der Atemluft
- Blutalkoholmessung

Die Alkoholmessung in der Atemluft ist ein sehr einfacher, gut durchführbarer Test. Die Blutalkoholbestimmung erfolgt durch Gerichtsmediziner. Neben einer Gaschromatografie und dem chemischen Nachweis von Abbauprodukten wird der Alkoholgehalt des Bluts mit Hilfe des abbauenden Enzyms Alkoholdehydrogenase (ADH-Methode) bestimmt, da die anderen Methoden in bestimmten Fällen falsch hohe Werte zeigen.

Die Abbaugeschwindigkeit für Alkohol ist für alle Personen annähernd gleich und beträgt 0,15 Promille pro Stunde. Diese Tatsache macht man sich zunutze, wenn man nach Unfällen oder Verbrechen den Alkoholspiegel des Betroffenen nachträglich auf den Zeitpunkt des Geschehens zurückrechnen muss.

Über die Autorin

Dr. med Anke Joas ist Ärztin und Mutter von vier Kindern. Sie arbeitet als medizinische Beraterin und Fachautorin. Ihr besonderes Interesse gilt der Verbindung von Schulmedizin und alternativen Heilmethoden in den Bereichen Kinderheilkunde, Allgemeinmedizin und innere Medizin.

Literatur

Burkhardt, Dr. Dietlinde: Laborwerte. Südwest Verlag. 3. Auflage, München 1999
Burkhardt, Dr. Dietlinde: Handbuch Laborwerte. Südwest Verlag. 2. Auflage, München 2000
Kovacs, Dr. Heike: Hilfe für die Schilddrüse. Südwest Verlag. München 2000
Kovacs, Dr. Heike/Kilian-Kornell, Dr. Gunhild (Hrsg.): Der Hausarzt. Südwest Verlag. 2. Auflage, München 2000
Schaenzler, Dr. Nicole: Das kleine Wörterbuch der Medizin. Südwest Verlag. München 1999

Hinweis

Das vorliegende Buch ist sorgfältig erarbeitet worden. Dennoch erfolgen alle Angaben ohne Gewähr. Weder Autorin noch Verlag können für eventuelle Nachteile oder Schäden, die aus den im Buch gemachten praktischen Hinweisen resultieren, eine Haftung übernehmen.

Bildnachweis

IFA-Bilderteam, München: 12 (Koch), 40 (Tschanz), 108 (Pickerell); Image Bank, München: 30 (Yellow Dog Prods); Mauritius, Mittenwald: 7, 25 (Phototake), 98 (Habel); Pasieka Alfred, Hilden: 51, 54, 114; Südwest Verlag, München: 60, 88 (Kristiane Vey/Jump), 73 (Theiss Heidolph), 76 (Astrid Eckert); Tony Stone, München: 1 (Michael Rosenfeld), 4 (Yorgos Nikas), 38 (David Chambers), 82 (G. Loucel), 90 (Steven Peters), 118 (Peter Samuels); Wildlife, Hamburg: 122 (Peter Hartmann)

Impressum
Originalausgabe © MIM Südwest Verlag, München. Der Südwest Verlag ist ein Unternehmen der Verlagsgruppe Random House GmbH, München.

Redaktion: Sylvia Rein
Projektleitung: Dr. Alex Klubertanz
Redaktionsleitung und medizinische Fachberatung: Dr. med. Christiane Lentz
Bildredaktion: Tanja Nerger
Produktion: M. Metzger (Leitung), A. Aatz, Dr. E. Weigele-Ismael
Layout: Wolfgang Lehner

Für diese Ausgabe:
Redaktion: Martina Rözel
Herstellung: Tara Tobias Moritzen
Umschlaggestaltung: Peter Udo Pinzer, Eppstein
Titelbild: © Picture Press/ Westermann, Klaus
Reproduktion: Jung Medienpartner, Limburg
Druck und Bindung: EuroGrafica, Marano

Printed in Italy

ISBN 3-8336-0423-9
www.bellavista-verlag.de